보건의료정보관리사는 이렇게 일한다

보건의료정보관리사는 이렇게 일한다

양지현 지음

병원으로 출근하는 사람들 6

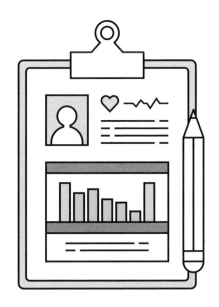

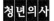

보건의료정보관리사를 꿈꾸는 후배들에게

　나는 병원에서 일하는 23년 차 보건의료정보관리사다. '병원에 그런 직종도 있어? 병원에서 무슨 일을 하는데?' 아마도 이렇게 생각하는 사람들이 많을 것이다. 처음 출판 의뢰를 받았을 때는 단순히 보건의료정보관리사 직업을 소개하고 이 일을 알릴 수 있는 기회라 생각하며 글을 쓰기 시작했다. 책에 어떤 내용을 담을지 생각들을 정리하면서 대학 진로를 고민하고, 나를 이해하며 나에게 맞는 일을 찾고, 선택의 기로에서 고심하고 도전하며 달려가던 나의 첫 사회생활을 돌아볼 수 있었다. 나의 선택, 경험, 생각들이 정답은 아닐 것이다. 그래도 보건의료정보관리사 직업에 관심이 있고 (내가 그랬듯이) 이 일을 시작하기에 앞서 고민하며 준비하는 후배들에게, 나의 시작과 현장에서 오랫동안 경험한 일들을 전하며 그들의 선택에 조금이나마 도움이 되기를 바라는 마음으로 이 책을 쓰게 되었다.

　보건의료정보관리사는 의무기록 및 보건의료정보의 생성을 관리하고 가치 있는 정보 분석과 활용을 지원하는 업무를 수행한다. 내가 생각하는 보건의료정보관리사의 장점은 면허를 취득하고 전공을 살려 관련 분야에서 일하게 되면 전문직이란 자부심을 갖고 안정적으로 일할 수 있다는 것이다. 물론 이와 더불어 전문직으로서 꾸준한 노력은 필수다. 반면, 단점은 과거에 비해 취업 시장이 좋아지긴 했지만 처음부터 정규직으로 취직하는 게 쉽지 않다는 것이다. 인내심을 갖고 꾸준히 경력을 쌓아야 좋은 기회를 잡을 수 있다. 그리고 다른 일과 비교했을 때 이 일은 좀 정적인 편이다. 하루 종일 컴퓨터 앞에 앉아 차트를 리뷰하고 분석하여 데이터를 관리하고, 정보 제공을 지원하는 일을 해야 한다. 한마디로 지구력이 필요한 일이라 오랜 시간 앉아서 일하는 걸 못 견디는 사람이라면 많이 힘들 수도 있다. 하지만 모든 일에는 각자 기준에 따른 장단점이 있을 것이고, 본인의 상황과 처지에 따라 일에 대한 만족도가 다 다를 것이라 생각한다.

이 책은 5장으로 구성되어 있다. 전반적으로 단계별 업무 소개와 실무 적용 사례, 경험한 일들과 그 과정 속에서 힘들었던 일과 보람되었던 일, 보건의료정보관리사가 되기 위해 준비해야 할 일들로 구성했다. 1장에서는 보건의료정보관리사에 대한 소개와 이 일을 시작하게 된 계기를 담았다. 2장에서는 보건의료정보관리사로서 처음 일을 시작하게 된 단계에서의 업무 소개와 어떤 준비 과정이 필요한지를 담았다. 3장에서는 보건의료정보관리사로 좀 더 성장했을 때의 역할 소개와 어떤 역량을 갖추고 노력해야 하는지에 대한 설명이 담겼다. 4장은 지능정보사회에서 보건의료정보관리사의 역할 변화와 미래로 발돋움하기 위해 어떤 준비가 필요한지, 보건의료정보관리사의 전망은 어떠한지에 대한 내용이다. 마지막으로 5장에서는 병원이 아닌 다른 기관에서 일하는 보건의료정보관리사들에 대한 업무 소개와 역할, 여러 분야에서 활동하는 보건의료정보관리사의 경험을 나누고자 했다.

일하다 보면 가끔은 지치고 힘들 때도 있지만 하고 싶었던 일을 시작하고 꿈꾸던 일을 이렇게 오랫동안 꾸준히 할 수 있었던 것에 감사하며, 자부심도 느낀다. 이제는 경험을 나누며 후배들이 잘 성장할 수 있도록 도움을 줄 수 있는 선배로 남고 싶다. 이 책을 읽고 보건의료정보관리사를 이해하고 친밀감을 느낄 수 있다면, 보건의료정보관리사를 꿈꾸는 사람들에게 조금이나마 도움이 된다면 그 또한 보람된 일일 것이다.

보건의료정보관리사
양지현

프롤로그   보건의료정보관리사를 꿈꾸는 후배들에게   **4**

생소한 직업,
보건의료정보관리사 이해하기

보건의료정보관리사를 아시나요?   **15**

나의 롤 모델을 만나다   **18**

내가 하고 싶은 일, 나에게 맞는 직업을 찾다   **22**

의학의 역사가 곧 의무기록의 역사다   **31**

보건의료정보관리사(HIM)는 어떤 직업일까?   **36**

보건의료정보관리사가 되려면?   **41**

부록 ▷ 보건의료정보관리사 교육과정 인증 대학 목록   **45**

부록 > 보건의료정보 관리 필수 이수 교과목   48

부록 > 면허 응시 자격 및 시험 방법   49

보건의료정보관리사는 취업이 잘 될까?   52

부록 > 보건의료정보관리사 취업 및 활동 근무자 분포 현황   55

보건의료정보관리사의 근무 환경은 어떨까?   57

제2장 병원에서 일하는 보건의료정보관리사의 첫걸음

새내기 보건의료정보관리사   65

의무기록 정보란 무엇이며, 어떻게 활용될까?   69

진료 과정과 의무기록 작성 이해하기   72

충실한 의무기록을 위해 의사와의 협력은 필수다   75

의무기록이 지닌 법적 중요성   79

코딩은 HIM의 핵심 업무   91

코딩 업무, 실제 적용 원칙과 사례   98

가치 있는 보건의료정보 생성, 기본이 가장 중요하다   102

제3장 **보건의료정보관리사로
한 걸음 더 나아가기**

보건의료정보관리 전문가 되기   **109**

HIM은 병원 내 정보 지원 창구 역할자   **112**

잘 개발된 서식이 양질의 데이터를 생성한다   **116**

체계화된 용어 마스터 관리는 표준화의 기반이다   **122**

데이터 활용을 위한 의료정보 표준화 활동   **127**

임상연구 데이터 분석 및 정보 활용 지원   **131**

제4장 **지능정보사회, 미래의
보건의료정보관리사로 발돋움하기**

지능정보사회에서의 보건의료정보 관리의 중요성   **137**

HIM의 업무 변화, 어떤 역할을 해야 할까?   **141**

의료정보기술 기반의 활용 지원 활동   **145**

보건의료 빅데이터 분석 전문가가 되기 위해
어떤 준비를 해야 할까?   **156**

보건의료정보관리사의 미래와 전망   **160**

제5장

보건의료정보관리사는
어떤 분야에서, 어떻게 일하는가?

통계청	167
한국보건의료정보원	174
건강보험심사평가원	179
Global CRO (Contract Research Organization)	186
대학교	195
미군병원	204
해외 보건의료정보관리사	213

에필로그 미래의 보건의료정보관리사로서의 성장을 위해 222

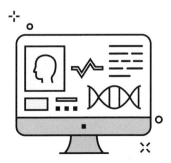

(제1장)

생소한 직업,

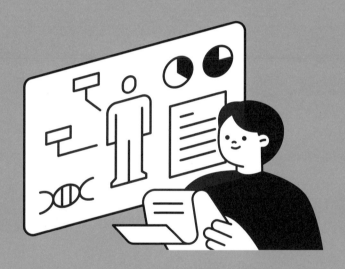

보건의료정보관리사
이해하기

보건의료정보관리사를
아시나요?

"무슨 일 하세요?"

"병원에서 보건의료정보관리사로 근무합니다."

"네? 간호사는 아니죠? 그럼 원무팀에서 일하시는 건가요?"

주변에서도 내가 하는 일과 업무에 대해 생소해하는 이들이 많아 평소 다양한 질문을 받곤 하는데, 어찌 보면 당연한 일이다. 나 역시도 이 분야를 전공하기 전에는 '보건의료정보관리사'란 직종이 있는지도, 병원에서 어떤 일을 하는지도 전혀 몰랐으니 말이다.

보통 병원에서 일한다고 하면 의사나 간호사를 떠올린다. 하지만 병원에는 의사, 간호사 외에도 다양한 전문 직종이 근무하고 있다. 그중에서도 눈에 잘 띄지 않는 곳에서 환자 진료와 병원 운영을 지원하는

'보건의료정보관리사'가 있다.

보건의료정보관리사는 보건복지부 면허를 취득한 전문 직종이며, 주된 업무는 의무기록 보건의료정보를 분류하고 확인하고 유지하며 관리하는 일이다. 지금은 명칭이 바뀌어 더 낯설게 느껴질 수 있는데, 이전 명칭은 '의무기록사'로, 아마 병원에서 보험금 청구 목적으로 의무기록을 발급받아 본 경험이 있다면 '의무기록'이란 단어는 들어봤을 것이다. 바로 이 의무기록과 보건의료정보를 관리하는 사람이 보건의료정보관리사다. 즉, 보건의료정보관리사는 환자에 관한 진료와 치료 내용 등이 기재된 의무기록이 정확하고 안전하게 생성되도록 품질을 관리하고, 가치 있는 보건의료정보를 분석하여 활용할 수 있도록 지원하는 업무를 수행한다.

과거 의무기록은 종이 형태로 보관되었으나 현재는 의료기관의 90% 정도가 전자의무기록(Electronic Medical Record, EMR) 시스템이 구축되어 있다. 또한 의료정보기술의 발달로 의료 환경이 빠르게 변화하면서 다양한 형태의 수많은 의료 데이터들이 발생된다. 이에 따라 기존 종이 형태의 의무기록만을 관리하던 의무기록사의 업무 영역이 보건의료 데이터와 정보 분석, 생성, 관리로 확장되었고 업무 범위도 점차 전문화되었다. 이에 맞춰 2018년 12월 20일부터 의료기사 등에 관한 법률에서 '의무기록사(Medical Record Administrator)' 명칭이 '보건의료정보관리사(Health Information Manager, HIM)'로 개정되었다.

아마 여기까지의 설명만으로는 보건의료정보관리사가 정확히 무슨 일을 하는지 감이 오지 않을 것이다. 지금부터 보건의료정보관리사가 병원에서 어떤 일을 하는지, 실제 현장에서 수행하는 업무 사례를 통해 설명해 보려 한다. 업무 소개를 통해, 병원에서 환자 진료를 돕는 다양한 직종 중에서도 조금은 생소하지만 진료 지원을 위해 의무기록과 의료정보를 관리하는 보건의료정보관리사에 대해 알리고 싶다.

나의 롤 모델을
만나다

다른 사람들처럼 나 역시 대학에 진학할 때 어떤 전공을 선택해야 할지 참 고민이 많았다. 고등학생 때 생물 과목이 재미있어서 이과를 선택했고, 막연하게 병원이나 보건소 쪽에서 일하고 싶다는 생각을 했었다. 그 당시 병원에서 일하는 직종은 의사나 간호사 정도로만 알고 있어 둘 중 하나가 되고 싶다는 생각은 했으나, 내 성적으로는 힘들었을 뿐만 아니라 내성적이고 겁이 많은 성격 탓에 생명을 다루는 일을 하는 게 자신 없었다.

그 당시는 지금처럼 인터넷으로 다양한 진로를 검색해 볼 수 있던 시절이 아니라, 진로에 대한 정보는 학교 선생님이나 대학에 진학한 선배나 지인을 통해 얻거나 흔히 알려진 직업에 대해서만 책을 찾아보는 정도였다. 그렇게 선택한 과가 '보건학'이었고, 보건학과를 전공해서 보건직 공무원이 되어야겠다는 생각으로 대학에 입학했다.

대학교 1, 2학년 때 전공과목이던 보건교육학, 환경보건학, 인체해부생리학, 의학용어, 의무기록관리학 등을 나름 재미있게 배웠다. 의무기록사 과정이 있다는 것은 들었지만 정확히 어떤 일을 하는지 잘 몰랐고, 그때만 해도 별 관심이 없었기에 보건직 공무원 시험을 준비하고 있었다.

그러다 대학교 3학년 1학기에 질병분류 과목의 첫 수업을 듣기 위해 친구와 함께 강의실로 가던 중 무거운 전공책들을 들고 강의실로 가시던 홍준현 교수님을 만났다. 친구는 "저분이 이번에 처음으로 질병분류를 강의해 주시는 홍준현 교수님인데, 세브란스병원 의무기록 과장이시고 '의무기록의 어머니'라고 불릴 만큼 이쪽 분야에서는 유명하고 대단하신 분이야. 얼른 가서 책을 들어드리자." 하며 뛰어가더니 교수님께 인사를 하고는 책을 받아들었다. 적극적인 친구에 비해 수줍었던 나는 옆에서 인사만 꾸뻑하고는 아무 말도 못하고 책만 나눠 들었다.

질병분류 첫 수업에 교수님께서는 의무기록사가 병원에서 어떤 일을 하고 어떤 역할을 하는지, 의무기록사의 주요 업무인 질병분류를 하는 목적과 활용 등에 대해 자세히 설명해 주셨다.

---

1 1장에서는 면허 명칭이 바뀌기 전 대학교 때의 경험과 그 당시 의무기록사에 관한 역사 등을 서술하는 것이므로 이전 명칭인 '의무기록사'라고 표기하였다.

- 질병분류란, 의무기록 자료를 근거로 하여 일정한 분류체계하에 비슷한 질병 종류끼리 그룹핑(grouping) 하는 것이다.
- 질병분류와 이를 숫자화하는 코딩 업무는 의무기록 실무자가 담당하고 있는 중요한 의료정보처리 업무다.
- 의무기록사가 분석하고 산출한 통계자료는 진료, 행정, 의학연구 및 교육, 진료비 산정 등에 중요하게 활용된다.

의무기록사가 단순히 의무기록을 보관하고 관리만 하는 것이 아니라 진료 과정을 이해하고 분석하며 질병분류와 코딩을 하여 이를 여러 용도로 활용할 수 있게 지원한다는 점에서 업무의 전문성이 필요하다는 것을 알게 되었다. 질병분류체계를 이해하는 게 쉽지는 않았지만 배울수록 흥미가 생겼고, 무엇보다 교수님의 명강의로 질병분류 수업 시간이 기다려질 만큼 재미있었다. 그뿐만 아니라 교수님께서 중간중간 말씀해 주시는 의무기록의 역사, 현장에서의 실제 업무, 여러 에피소드를 들으면서 점차 의무기록사 직업에 대해 궁금증과 관심이 생기기 시작했다.

홍준현 교수님은 세브란스병원 의무기록과의 책임과 더불어 연세대학교 부설 교육기관인 세브란스 의학기술수련원에서 20년 이상 의무기록사 과정 교육을 맡아 오셨고, 그 당시 현장에서 일하고 있는 의무기록사들은 대부분 교수님의 제자였다. 그리고 의무기록 과정에 포함되는 전공책의 저자도 대부분이 교수님이었다. 정말 의무기록 관리의 발전과 인력양성에 중추적인 역할을 하신 분이며, 친구의 말대로 '의무기록의 어머니'란 표현이 맞았다.

우리 학교에서 첫 강의를 해 주신 교수님을 만날 수 있었던 건 큰 행운이었다. 일에 대한 열정과 전문성, 제자 양성 노력, 자신감과 리더십을 갖춘 롤 모델을 만나 인생의 전환점을 찾았고 나의 꿈은 점차 선명해졌다.

내가 하고 싶은 일,
나에게 맞는 직업을 찾다

무엇을 해야 할까?

어떤 직업을 선택해야 나에게 맞을까?

어떤 일을 해야 내가 원하는 삶일까?

　물론 성적에 따라 진로의 선택 범위가 한정적일 수도 있고 구체적으로 내가 뭘 하고 싶은지, 어떤 직업을 선택해야 할지 잘 모를 수도 있지만 가장 중요하게 선행되어야 할 것은 '자기 이해'인 듯하다. 사소한 것부터 심오한 부분까지 자신에 대해 고민하고, 성향에 맞는 일과 하고 싶은 일을 찾고, 쉽지는 않겠지만 원하는 삶을 생각하면서 어느 정도 방향을 정하는 것이 필요하다.

내 성향에 맞는 일이 무엇일까 고민하다

생물 과목을 참으로 좋아했던 나는 그중에서도 인체의 구조와 기능 부분이 제일 흥미로웠다. 다른 과목은 몰라도 생물 하나는 정말 열심히 잘했던 것 같다. 우리 학교는 주로 보건실 선생님이 생물 과목을 가르치셨는데 가끔 보건 교육을 받을 때 선생님께 무엇을 전공하셨는지, 보건교사나 보건 쪽 일을 하려면 어떤 전공을 선택해야 하는지 묻곤 했다. 선생님께서는 보건교사가 되려면 간호학을 전공하여 간호사 면허를 취득하고 교직 과정을 이수해야 하고, 보건교육사가 되려면 보건계열을 전공하고 보건교육사 자격증을 취득하여 보건소나 공공기관에서 보건직 공무원으로 일할 수 있다고 알려 주셨다.

간호학을 전공할까 고민해 봤지만 간호 업무가 성향에 맞지 않다 판단했고, 자신도 없었다. 결국 보건학과에 진학하여 보건직 공무원이 되겠다고 마음먹었다. 그렇게 보건학과에 진학하여 배운 전공과목들은 대부분 관심 있는 분야라서 재미있게 배웠다. 우리 학교의 보건학과에는 의무기록사 과정이 있었지만 그 당시만 해도 대학에서 의무기록사를 배출하기 시작한 지 얼마 되지 않았고, 이쪽 분야에서 일하는 선배들도 많지 않았다. 그래서 의무기록사에 대한 정보가 많이 없었기에 크게 관심을 두지 않았다.

의무기록사 과정의 과목 이수는 학생 본인의 선택이었는데 과목들 중 해부학, 병리학, 질병분류, 암등록 등이 어려워서 의무기록사 과정의 과목을 이수하지 않는 친구들도 꽤 있었다. 의무기록사에 대한 관심은 크게 없었지만 의무기록사 과정에 포함된 과목들이 듣고 싶어 매 학기마다 수강했다. 그렇게 학교 수업과 보건직 공무원 임용 시험공부를 병행하면서 처음에 계획했던 대로 대학교 2학년 때부터 공무원 시험 준비를 시작했다. 그러다 3학년 때 홍준현 교수님의 질병분류 수업을 들으면서 의무기록사란 직업에 관심이 가기 시작했던 것이다. 관련 강의를 들으면서 정말 재미있었고, 무엇보다 내 성향에 잘 맞는다는 생각이 들었다.

강의 전후에 틈 날 때마다 교수님께 궁금한 것을 물어보거나, 부끄러움을 무릅쓰고 이쪽 분야에서 일하는 선배들을 찾아가 많은 질문을 했다. 선배들은 의무기록사로 병원에 정규직으로 취직하면 안정적으로 근무할 수 있고 전문직이란 자부심을 가질 수 있다고 했다. 하지만 처음부터 정규직으로 취직하는 게 힘들고 인턴이나 계약직으로 경력을 쌓아가면서 꾸준히 준비해야 좋은 기회를 잡을 수 있기 때문에 인내심이 필요하다고 했다. 여러 조언을 들으면서 많이 고민한 결과, 성향에 맞는 일이고 재미있게 할 수 있을 거란 생각이 들어 의무기록사에 도전해 보기로 결심했다. 결정한 그날로 준비하던 보건직 공무원 시험 준비는 중단하고, 의무기록사 면허시험 합격을 목표로 열심히 공부하기 시작했다.

나의 직업을 찾다

3학년 겨울방학 때부터는 의무기록사 현장 실습을 할 수 있었는데, 실습이 가능한 몇 군데 병원들이 선착순으로 신청을 받았다. 홍준현 교수님이 계시는 곳에서 실습을 해 보고 싶어 첫날 바로 신청하였고, 그렇게 세브란스병원에서 첫 실습을 하게 되었다. 현장에서 경험해 볼 수 있는 기회라 들뜬 마음으로 첫 실습을 받았다. 그런데 학교에서 배우던 것과 실무는 너무나도 차이가 컸다. 학교에서는 교재에 정리되어 있는 주어진 진단명과 수술명에 대한 분류와 코딩만 해 봤는데, 실무에서는 전반적인 차트의 내용을 이해하고 파악하여 의사가 기재한 진단명과 수술명 분류 코딩과 함께, 기록에 근거하여 누락된 진단명과 수술명 등을 분석해서 코딩을 해야 했다. 일단 의무기록 리뷰를 하는 데만도 시간이 오래 걸렸다. 그리고 의사가 기재한 진단명과 수술명을 분류 코딩하는 것뿐만 아니라 전체적인 내용을 파악하여 미비한 부분과 추가 코딩을 하는 건 더더욱 어려웠다.

실습 담당 선생님이 실습지에 빨간 펜으로 수정사항을 표시해 주셨는데, 실습지 종이가 온통 다 빨간색이었다. 절망적이었다. 학교에서 배울 때는 어느 정도 잘하고 있다고 생각했는데, 부족한 점이 너무 많았다. 3주 실습을 통해 내 실력의 수준을 깨닫게 되면서, 과연 이 정도의 실력으로 면허는 딸 수 있을까 하는 걱정이 앞섰다. 3주간의 실습이 너무 짧고 아쉽게 느껴졌다.

보통 실습 기회는 한 번만 주어졌는데, 수업이 끝나면 매일같이 과

사무실에 들러 실습 신청 취소 건이 있는지 살피다가 운 좋게 한 번 더 실습을 할 수 있었다. 두 번째 실습은 확실히 처음보다는 나았다. 물론 여전히 부족한 부분이 많았지만 내 실력의 수준을 알고 앞으로 어떻게 공부해야 할지 방향성을 잡고 계획을 세울 수 있었다. 이처럼 여러 시행착오와 고군분투 끝에 나는 국가고시에 당당히 합격하였다.

국가고시가 끝나고 12월 방학 중에 친구에게 연락이 왔다. 산부인과 전문 종합병원이 오픈하는데, 의무기록사도 뽑으니 함께 지원하자는 것이었다. 국가고시 후 이제 취직을 고민해야 할 때쯤 받은 반가운 전화에 친구와 함께 지원했고, 우리 둘 다 정규직으로 합격했다. 친한 친구와, 그것도 종합병원에, 졸업도 하기 전에 합격했다는 사실이 정말 기뻤다. 병원은 한 달 후에 오픈을 앞두고 있어서 바로 출근해서 업무를 배웠다.

신입 직원 OT를 받으면서 알게 된 사실은 의무기록과가 별도로 있는 게 아니라 접수 및 수납, 총무, 의무기록, 행정 업무 등이 모두 원무과 소속이란 것이었다. 의무기록 담당은 경력직 의무기록사 선생님 한 명이 책임을 맡고, 나와 친구는 접수 및 수납 업무를 맡았다. 이제 막 시작하는 병원이라 의무기록 담당은 우선 1명만 배정하고, 추후 환자가 늘어 의무기록이 많이 발생하면 원무과 부서 안에서 순환 근무나 추가 배치는 할 수 있다고 했다. 그렇게 우리는 생각과는 다르게 접수 및 수납 창구에서 일을 배우고 업무를 시작하였다.

근무 환경, 근무 조건, 급여도 나쁘지 않고 함께 일을 시작한 동료들도 모두 좋았지만 희망했던 의무기록사 본연의 업무가 아니라는 것이 계속 아쉬웠다. 선배들의 조언대로 처음부터 의무기록사로 취직하는 게 쉽지는 않은 것 같았다. 의무기록 담당을 맡은 선생님도 대학병원에서 5년 이상의 경력이 있는 분이라 누가 봐도 의무기록 담당은 이 선생님이 맡는 게 맞았다. 일을 시작한 지 한 달 정도 되었을 때 난 다시 고민에 빠졌다. 여기에서 계속 일을 해야 할까, 아니면 지금이라도 의무기록 업무를 배울 수 있는 병원을 알아봐야 할까?

고민하던 중에 세브란스병원에서 인턴 의무기록사를 채용한다는 소식을 들었다. 인턴 과정은 1년이고, 교육생 개념이라 그 당시 월급은 50만 원 정도였다. 게다가 인턴 1년 후에 정규직 전환이 보장되는 것도 아니었다. 정말 대학병원에서 의무기록 업무를 제대로 배우고, 인내심을 갖고 차근차근 경력을 쌓겠다는 다짐으로 도전하는 자리였다. 계속 아쉬운 마음으로 일하는 것보다는 되든 안 되든 일단 도전해 보기로 마음먹었다.

인턴 채용은 의학용어, 질병분류 등 주요 과목 필기시험과 실기시험을 통해 2명을 선발하는데, 시험이 한 달도 채 남지 않은 상황이었다. 인턴에 합격할 수 있을지 불확실했기에 일을 그만두지는 못하고 퇴근 후와 주말을 이용해서 열심히 공부했다. 현실을 경험해 봐서 그런지 정말 그때만큼 간절한 마음으로 공부한 적도 없었던 것 같다. 결국 인턴 채용 시험에 합격했고, 이제 본격적으로 의무기록사 실무를 배울 수 있는 기회가 왔다는 생각에 기쁘면서도 한편으로는 미래에 대한 희망과 두려움이 교차했다.

'계획된 우연의 이론'을 경험하다

세브란스병원 의무기록과에서 인턴 의무기록사로 일을 시작했다. 인턴의 첫 업무는 미비기록 담당 선생님의 보조였다. 의무기록사 선생님들이 차트를 리뷰하고 확인한 미비기록을 완결기록과 구분하여 따로 관리하고, 의사 선생님들에게 정기적으로나 수시로 미비기록을 완결하도록 연락해서 작성을 지원하는 역할이었다. 그 당시는 종이차트 시절이라 나의 주된 일은 전날 발생한 미비기록을 차트 보관장에 번호 순서대로 배열하고, 의사가 미비기록을 작성하러 의무기록과에 방문하면 해당 선생님의 미비기록을 찾아 작성할 수 있도록 준비하는 것이었다. 어찌 보면 단순한 일이었지만 혹시라도 차트를 잘못 배열하면 차트 대출 요청 시 해당 차트를 찾는데 많은 인력이 동원되거나 진료가 지연되는 일이 벌어지기도 한다. 미비기록을 작성하도록 의사 선생님들에게 독려 전화를 하는 날이면 긴장되고 떨렸다. 하루하루 모든 것이 쉽지 않았다.

일주일에 한 번씩 열리는 부서 내 의무기록사 회의 시간에는 미국보건정보관리협회(America Health Information Management Association, AHIMA) 등의 저널을 리뷰해서 발표하거나 업무 관련 주제를 정해 발표하는 교육 시간이 있었다. 인턴도 한 달에 한 번씩 발표를 해야 해서 날짜가 다가오면 늦게까지 남아 발표 준비를 했다. 준비하는 과정은 힘들었지만 이를 통해 업무에 대해 많이 배울 수 있었고, 부족한 부분에 대한 조언과 격려도 들을 수 있어서 조금씩 성장할 수 있었다.

인턴의 하루 일과가 끝나면 지칠 때가 많았지만 바로 퇴근한 적은 거의 없었다. 나도 선생님들처럼 질병분류 코딩 업무를 직접 해 보고 싶었고, 언젠가 기회가 주어진다면 잘 해내고 싶었다. 그래서 선생님들이 퇴근하고 나면 차트 보관장에 꽂혀 있는 차트를 한 뭉치씩 가져다가 리뷰하고 코딩해서 선생님이 코딩한 것과 비교하며 날마다 꾸준히 공부했다.

　인턴 과정 중에 대학병원 정도는 아니었지만 종합병원 의무기록사 정규직 채용 공고가 있었다. 함께 일하는 인턴 동기랑 지원해 볼까 고민도 했지만, 의무기록 업무를 제대로 배우기 위해 이전 병원을 그만두고 세브란스병원 인턴으로 들어왔으니 1년간의 인턴 과정은 잘 마치고 싶었다. 그런데 서로 의지하면서 공부했던 동기가 그곳에 지원해서 합격한 것을 보니 마음이 심란하고 불안하기까지 했다. 며칠 동안 불안한 마음에 힘들었지만 곧 다시 마음을 잡고 처음 결정한 대로 1년간의 인턴 과정을 수료할 때까지는 다른 생각을 하지 않고 열심히 배우면서 잘 마무리하기로 했다.

　인턴 과정이 끝나갈 무렵, 생각지도 못한 기회가 왔다. 세브란스병원의 정규직 의무기록사 채용 소식이었다. 최근 몇 년 동안 정규직 채용이 없었는데, 인턴 과정을 마칠 때쯤 찾아온 기회였다. 꼭 합격하고 싶어 최선을 다해 준비했고, 그렇게 서류심사와 면접을 통해 세브란스병원 의무기록사로 합격하였다.

진로심리학자 존 크롬볼츠(John D. Krumboltz)가 '계획된 우연의 이론'을 제시했는데, 5가지 삶의 태도가 '우연'을 만났을 때 나에게 행운이될 수 있는 '기회'를 만드는 방법이라고 설명하고 있다.

① **호기심:** 새로운 배움의 기회를 찾기

② **인내심:** 일부 차질이 발생해도 지속적으로 노력하기

③ **유연성:** 태도와 상황을 바꾸기

④ **낙관성:** 새로운 기회가 올 때 이를 실현 가능하고 달성할 수 있다고 보기

⑤ **위험 감수:** 결과가 불확실하더라도 행동 취하기

내가 좋아하는 일, 관심 있는 일을 꾸준히 접하고 배우면 잠재된 능력이 발휘되고, 그 과정을 즐기다 보면 우연한 사건에서 절호의 기회를 잡을 수 있다는 것이다.

꿈에 그리던 세브란스병원에 입사하여 23년 동안 한자리에서 꾸준히 일을 할 수 있었던 건 내 인생의 큰 행운이었다. 나를 이해하고, 내가 하고 싶은 일과 나에게 맞는 일이 무엇일까 끝없이 고민하며, 원하는 목표를 세우고 인내심을 갖고 노력하며 준비할 때 행운의 기회가 찾아올 것이다.

의학의 역사가 곧
의무기록의 역사다

　의무기록사의 업무를 구체적으로 소개하기에 앞서 '의무기록'이 무엇인지, 어떻게 발전되었는지, 이 과정에서 의무기록을 관리하는 '의무기록사' 직종이 어떻게 탄생했는지 살펴보고자 한다.

　우리가 역사를 배우고 이해하는 것은 현재 직면하고 있는 문제의 해결 방안을 찾고 미래를 예측하며 대비하기 위한 것이다. 마찬가지로 의무기록사의 주된 업무인 의무기록 관리의 필요성을 이해하며 관리체계를 마련하기 위해서는 우선 의무기록의 정의와 발전과정에 대한 이해가 필요하다. 이러한 의미에서 대학교 의무기록사 교육과정 중 제일 먼저 배우는 '의무기록관리학(현재는 '보건의료정보관리학' 또는 '의무기록정보관리학'으로 교과명이 변경되었다)'의 첫 장에 의무기록의 발전과정에 대해 다루고 있는 게 아닐까 생각한다.

'의무기록'이란 환자의 질병과 관련된 모든 사항과 병원이 환자에게 제공해 준 검사, 치료 및 결과에 관한 사항을 기록한 문서 또는 정보를 말한다.

이런 의무기록의 역사는 의학의 역사와도 일치한다고 할 수 있다. 구석기시대의 동굴 벽화와 스페인의 석굴 벽화 등 기원전 25,000년대의 흔적에서 자루가 달린 톱으로 수술하거나 손가락을 절단하는 모습의 그림이 발견된 것으로 보아, 이미 그 시대에도 치료의 기록을 남겼다고 할 수 있다. 이들 초기의 기록들은 그 형태가 극히 원시적이고 오늘날의 의무기록과는 판이하지만 후세의 의학 업적을 연구하는 데 참고자료가 되었다.

시대가 흐름에 따라 의무기록은 점점 구체화되었다. 일반인에게도 잘 알려진 이집트 시대의 에드윈 스미스 파피루스(Edwin Smith Papyrus)는 12장의 양면에 48건의 임상수술 내용이 제목, 검사, 진단, 치료 등의 형식에 따라 기록된 최초의 정식 의무기록이라 할 수 있다.

그리스 시대 의술의 신으로 추앙받던 아스클레피오스(Asclepius)는 사원에서 의사를 훈련시키고, 사원 기둥에 환자 이름과 간단한 병력 및 치료에 관한 기록을 새겨 전해진다고 한다. '의학의 아버지'로 불리는 히포크라테스(Hippocrates)도 기원전 460년경인 그리스 시대의 인물이다. 그는 아스클레피오스의 환자 기록에서 의학의 기본을 습득하였다고 전해지며, 히포크라테스 선서를 저술하여 의사가 환자에게서 알게 된 의무기록 정보를 비밀로 지켜야 한다는 윤리 개념의 효시를 이루었다.

그리스 로마 시대의 유명한 의사 갈레노스(Galenos)는 서기 130~201

년경의 사람으로 그리스 의학의 성과를 집대성하여 방대한 의학체계를 만들었다고 전해지며, 갈레노스가 환자의 침상 곁에서 병력을 기록하는 그림이 라틴 책자를 통해 전해지는 것으로 보아 이 시대에도 환자의 병력을 기록하였음을 알 수 있다.

현대의 관점에서 볼 때 이러한 초기 그림이나 기록들을 의무기록이라고 간주하기는 어렵지만 그 기록자들이 자기 환자 치료에 관한 기록을 작성하였다는 충분한 증거가 되는 것이다.

또한 계속적인 환자 진료를 위해 의무기록을 보관하고 관리하는 체계도 발전해 왔다. 중세시대 1123년에 영국에 개원한 세인트바르톨로뮤병원(St Bartholomew's Hospital)은 중세시대에 개원하여 현재까지 운영되는 유일한 병원으로, 개원 당시부터 환자들의 기록을 작성하여 현재까지 보관 중이다. 17세기에 이 병원에서는 의사들이 자신이 치료한 사례를 기록하도록 하였는데, 특히 '의사 지시사항(Doctor's order)'을 반드시 남기도록 하였다.

18세기 1771년에 개원한 뉴욕병원(New York Hospital)은 1808년부터 진단명, 연령, 입원일, 직업, 질병상태, 치료내용, 경과기록 등 오늘날의 의무기록과 유사한 기록을 작성하였고 1862년부터는 질병 색인을 시작하였다.

19세기 1821년에 미국 보스턴에 매사추세츠 종합병원(Massachusetts General Hospital)이 개원하였다. 이 병원은 개원 시부터 환자 기록을 작성하여 유지하였으며 기록 내용은 질병과 수술을 목록화할 수 있는 정도로 포괄적이었다. 1893년에 환자별 카드 목록을 작성하는 데 이어 색인 작업을 진행하였는데, 그 과정 중에 전문인의 필요성을 인식하여 1897년에 최초 의무기록사서로 Mrs. Grace Whiting Myers를 채용하였다. 그는 후에 북미주 의무기록협회 초대 회장이 되었다.

미국의 메이오 클리닉(Mayo Clinic)에서는 20세기 초에 환자별로 개별 파일을 만들어 환자 중심 기록의 기원이 되었고, 의사들이 의무적으로 기록해야 할 최소 데이터 세트를 정하여 현재까지 사용되는 의무기록의 근간이 되었다.

의무기록의 중요성을 인식하고 실질적인 의무기록의 발전이 이루어진 것은 20세기에 이르러서다. 의무기록 관리체계화가 시작된 데에는 병원 인증과 허가제, 진료비 지불제도, 정보기술 발전 등의 요인들이 기여했다고 할 수 있다.

이처럼 의학 발전의 역사와 더불어 의무기록의 발전과정을 이해하는 것은 의무기록 관리의 필요성과 그 중요성을 인식하는 데 도움이 된다. 또한 의무기록 관리체계를 정립하는 데에도 필요한 부분이다. 특히 환자 진료를 위해 환자별 카드 목록을 만들고 질병과 수술 목록화를 위해 색인 작업을 진행하는 과정 가운데 전문인의 필요성을 인식했다는 점에서 '의무기록사'의 탄생과 그 역할에 대해 이해할 수 있다. 사실 학교에서 글로만 배울 때는 이 과정이 와 닿지 않았지만 병원에 입사해서 환자별 카드 목록, 질병 및 수술 목록화, 색인 작업 등을 실제로 해 보면서 의무기록 관리의 필요성과 의무기록사의 역할을 이해할 수 있었다.

아마 지금 보건의료정보관리사가 되기 위해 준비하는 학생들이나 종이 의무기록 관리를 경험해 보지 못한 직원들은 환자별 카드 목록, 질병 및 수술 목록화, 색인 작업 등 용어 자체도 생소하고 들어 본 적이 없을 수도 있다(이는 20년 전의 종이 의무기록을 관리하던 시절의 용어들이다). 하지만 의무기록 형태가 종이에서 전자의무기록으로 변화되어 관리 방법이 달라졌을 뿐, 이전이나 지금이나 의무기록 관리의 목적과 보건의료정보관리사의 역할은 같다고 할 수 있다.

보건의료정보관리사(HIM)는
어떤 직업일까?

의무기록의 발달과 함께 의무기록 전문직종이 탄생하였고, 호칭과 자격요건 등이 계속 발전되고 변화되어 왔다.

의무기록사의 탄생

1884년 우리나라에 서양의학이 도입된 이후 상당 기간 의무기록 관리에 대한 개념이나 중요성이 정리되지 못하다가, 1962년 캐나다 의사로 선교활동을 했던 플로렌스 머레이(Dr. Florence J. Murray)가 원주기독병원에 단일번호제도와 질병분류 및 색인, 환자 색인 등의 제도를 도입하면서 의무기록 관리가 시작되었다. 그 후 머레이 박사는 1965년부터 세브란스병원의 문서실(현재 의무기록팀)의 책임을 맡아 의무기록 관리체계를 세우는 한편, 연세대학교 부설 교육기관인 세브란스병원 의학기술수련원에 의무기록사서 과정을 개설하여 정식 의무기록 관리자 교육을 시작하였다. 1966년 제1회부터 1997년 제30회까지 배출된 180여 명의 수료생들이 우리나라 의무기록 관리 발전에 중추적인 역할을 수행하였다.

바로 우리나라 의무기록사 탄생의 효시는 세브란스병원이라고 할 수 있다. 처음 세브란스병원에 입사했을 당시, 사무실에 머레이 박사의 사진이 걸려 있었다. 의무기록사들 사이에서는 의무기록 관리체계를 세우고, 의무기록사 교육을 시작한 머레이 박사를 일명 '의무기록의 아버지'라 불렀다. 그리고 이후 의무기록사 양성교육과 의무기록 부서를 오랫동안 이끌어 온 홍준현 교수님을 우리는 '의무기록의 어머니'라 표현해 왔다.

의무기록사 탄생의 효시인 곳에서 지금 내가 일하고 있다는 건 언제나 뿌듯하고 자랑스러운 일이다. 한편으로는 세브란스병원과 선배들의 명성을 이어 나가야 한다는 깊은 사명감도 느낀다.

의무기록사 명칭과 자격요건의 발전

1965년 연세대학교 의학기술수련원에 의무기록사서 과정이 시작되어 학사학위 소지자로서 이 과정을 이수한 자들을 '의무기록사서'라고 부르다가, 1978년부터 대한의무기록사협회에서 주관하던 자격시험에 합격하면 그 당시 미국에서의 호칭대로 의무기록행정가(Registered Record Administrator, RRA)라고 불렀다. 한편 고등학교 졸업 이상의 학력으로 대한의무기록사협회에서 주관하는 1년 과정의 의무기록 교육을 이수하고 역시 협회 주관의 자격시험에 합격한 자는 의무기록기사(Accredited record technician, ART)라고 불렀다.

그러다 1982년 3월에 의무기록사 제도가 임시국회에서 통과되고, 1982년 4월에 의료기사법 중 개정 법률안이 정식 공포됨에 따라 국가면허시험에 합격한 자에게는 '의무기록사'라는 단일 호칭이 부여되었다.

이후 2000년대 들어 전자의무기록 시스템 도입이 확대되고 의료정보기술 발달 등 의료 환경이 빠르게 변화하면서 의무기록사의 업무 영역도 확장되고 업무 범위도 점차 전문화되었다. 이에 2018년 12월 20일부터 의료기사 등에 관한 법률에 따라 '보건의료정보관리사'로 면허 명칭이 개정되었다.

보통 전문직이라 하면, 어떤 분야나 학문에 대한 전문적인 지식과 기술을 가지고 있는 직업으로 공식적인 자격을 필요로 하는 직업에 적용된다. 보건의료정보관리사 역시 전문직으로 그 정의와 역할, 업무 범위를 법으로 정하고 있다. 의료기사 등에 관한 법률 제1조의2에 따르면 '보건의료정보관리사란 의료 및 보건지도 등에 관한 기록 및 정보의 분류·확인·유지·관리를 주된 업무로 하는 사람'을 말한다. 또한 법에서 정한 업무는 보건의료정보의 분석, 보건의료정보의 전사, 암등록, 진료 통계 관리, 질병·사인·의료행위의 분류로 구분하고 있다.

보건의료정보관리사의 역할에 대해서는 대한보건의료정보관리사 협회(Korean Health Information Management Association, KHIMA)에서 다음과 같이 설명하고 있다.

- 보건의료정보 관리자로서 양질의 보건의료정보가 안전하고 효율적으로 생성, 저장, 활용되도록 관리함으로써 국가와 기관의 보건의료 데이터 거버넌스를 구현한다.
- 보건의료정보 표준 전문가로서 보건의료정보의 콘텐츠와 기술의 국제표준을 준수하고, 나아가 이를 더 개발하여 발전시킴으로 국가 보건의료정보의 신뢰성을 확보하고 정보교류 및 효율적 활용을 촉진한다.
- 보건의료정보 분류 전문가로서 보건의료정보 분야의 국제표준을 준수하여 분류함으로써 가치 있는 정보 생성 및 활용에 기여한다.
- 보험정보 관리자로서 의무기록 기반의 정확하고 윤리적인 보험 청구 및 평가 데이터의 생성, 분석, 연계를 제공한다.
- 개인정보보호 관리자로서 보건의료정보의 전 생애주기를 관리함으로써 안전한 정보보호 관리체계를 구축한다.
- 보건의료정보 분석 전문가로서 최신의 분석기술을 활용하여 보건의료정보를 다양하게 분석함으로 부가가치 높은 지식과 정보를 생산한다.
- 보건의료정보 정책 자문가로서 국가와 기관이 올바르고 미래지향적인 보건의료 정책을 세울 수 있도록 발전방향을 제시하고 협력한다.

미국보건정보관리협회에서는 보건의료정보관리(Health Information Management, HIM)를 보건의료서비스의 전달과 보건의료 관련 의사 결정에 필요한 보건의료정보의 유용성과 정확성을 보장하고 정보를 보호하는 책임을 가지는 전문 분야로 정의하고 있다. HIM은 양질의 보건의료를 지원하기 위해 양질의 보건의료정보를 관리하고 제공하고 보호하는 것을 목적으로 하며, 이를 위해 전문적인 지식을 가지고 활동하는 전문가를 '보건의료정보관리사'라고 한다.

보건의료정보관리사는 보건의료와 관련한 의사 결정과 정책결정에 필요하거나 보건의료서비스 제공에 필요한 보건의료정보를 이용 가능하게 하고 정확성을 보장하며 보호하는 데 책임을 가지는 전문가다. 즉, 종이든 전자든 형태를 불문하고 보건의료정보관리의 목표는 좋은 질의 정보를 관리하고 제공하며 보호하여 양질의 보건의료를 지원하는 것이다.

보건의료정보관리사가
되려면?

　내가 대학에 다닐 때는 의무기록사 교육과정이 있는 대학에서 관련 교과목을 이수하면 국가고시 응시자격이 부여되었으나, 지금은 2018 년에 개정된 의료기사 등에 관한 법률에 따라 한국보건의료정보관리교 육평가원(이하 정평원)의 교육과정 평가인증을 받은 대학의 졸업자에게 만 응시자격이 부여된다. 정평원의 교육과정 평가인증 제도의 도입으 로 크게 달라진 점은 대학에 보건의료정보관리사 면허가 있는 전공 교 수가 정교수로 있어야 하며, 반드시 해당 교과목은 보건의료정보관리 사 면허 소지자가 가르쳐야 한다는 것이다.

　이전에는 일부 대학에서는 의무기록 분야의 정교수가 없이 외부 강 사로 운영되거나 보건의료정보관리사 면허가 없는 교수가 해당 교과목 을 가르치는 경우도 있었다. 그러다 보니 대학에서 제대로 된 전공교육이 이루어지지 못하거나 학생 관리에도 소홀한 부분이 있었다. 이러한 점에서는 앞으로 교육과정의 질도 개선되고, 교육 프로그램도 보건의료 환경 변화에 맞춰 개선될 것으로 기대한다.

보건의료정보관리사가 되려면 먼저 교육과정에 대해 인증받은 대학(45p. '보건의료정보관리사 교육과정 인증 대학 목록' 참고. 이는 2023년 2월 기준으로 매년 달라질 수 있으니 정평원 홈페이지에서 확인하면 된다)에서 보건의료정보 관련 학문을 전공해야 한다. 보건복지부령으로 정하는 교과목(48p. '보건의료정보관리 필수 이수 교과목' 참고)을 이수한 뒤 졸업해야 국가시험 응시 자격이 부여된다.

관련 학과는 대부분 보건행정, 보건관리, 의무행정(경영)학, 의료정보학 등을 전공으로 하며 이수 교과목은 총 18개 과목이고 이 중 10개 과목은 실기를 포함하고 있다. 보통 마지막 학기까지 교과목을 이수하고 12월 초에 국가시험에 응시하게 된다.

국가고시는 필기시험과 실기시험으로 나누어져 있으며 국가시험(49p. '면허 응시 자격 및 시험 방법' 참고)에 합격한 후 보건복지부 장관의 면허를 받으면 비로소 보건의료정보관리사로서 일을 할 수 있다.

보건의료정보관리사 면허에 대해서는 의료기사 등에 관한 법률 제4조에 규정되어 있고, 국가시험 과목과 보수교육 등에 관하여 시행규칙에 명시되어 있다. 국가고시에 합격하여 보건의료정보관리사가 되더라도 연간 8시간 이상의 보수교육을 받아야만 면허를 유지할 수 있다.

우리나라의 경우 국가시험을 통과한 후 보건복지부 장관이 부여하는 면허인 것과 달리, 미국의 경우에는 민간 조직인 미국보건정보관리협회가 부여하는 자격이다. 인가받은 4년제 대학을 졸업한 후 자격시험을 통과한 자에게는 RHIA(Registered Health Information Administrator) 자격을, 2년제 대학을 졸업하고 자격시험을 통과한 자에게는 RHIT(Registered Health Information Technician) 자격을 부여한다. 이외에도 세분된 자격제도가 있어 교육과 인력양성이 이루어지고 있다. 주요 세부 전문가로는 질병 및 시술분류 전문가(Certified Coding Specialist), 건강 데이터 분석 전문가(Certified health Data Analyst), 환자 정보의 비밀보호와 정보 시스템의 안전관리 전문가(Certified in Healthcare Privacy and Security), 양질의 의료정보를 관리하고 제공할 수 있는 전문가(Certified Documentation Improvement Practitioner) 등이 있다.

우리나라도 병원 업무의 전산화와 의료 환경의 변화로 의무기록 및 정보 분야에 새로운 자격제도를 만들었다. 대한보건의료정보관리사협회에서 보건정보관리사 초급과정 교육으로 병원통계, 보건의료 데이터베이스, 병원경영정보관리, 보건의료 데이터웨어하우스, 보건의료 데이터마이닝 등의 정보기술 교육을 실시하고 있으며 이 과정을 이수한 자들에게 자격시험을 보게 하여 합격하면 보건의료정보사 자격을 주고 있다. 하지만 보건의료정보사 자격에 따라 현장에서 해당 업무 전문가로서의 역할이 주어지기보다는 전반적이 업무 역량 향상을 위한 교육 정도로 진행된다.

앞으로는 보건의료정보관리사 면허자 중에서도 질병 및 시술분류 코딩 전문가, 암등록사, 데이터 분석 전문가 등 더 세분된 전문 자격제도가 필요할 것으로 보인다. 또한 전문 자격제도 활성화를 통해 좀 더

세부 분야별로 전문성을 인정해 주고 전문 능력을 지속적으로 향상시
킬 수 있는 체계가 마련되었으면 한다.

💡 보건의료정보관리사 교육과정 인증 대학 목록

대학명	학과명	학제	지역
가톨릭관동대학교	의료경영학과	4년제	강원
건양대학교	병원경영학과	4년제	대전
경동대학교	보건관리학과	4년제	강원
경민대학교	보건의료행정과	3년제	경기
광주대학교	보건행정학부	4년제	광주
광주보건대학교	보건행정학과	3년제	광주
광주여자대학교	보건행정학과	4년제	광주
국립공주대학교	보건행정학과	4년제	충남
국립공주대학교	의료정보학과	4년제	충남
남서울대학교	보건행정학과	4년제	충남
단국대학교	보건행정학과	4년제	충남
대구과학대학교	의무행정과	2년제	대구
대구보건대학교	보건행정학과	3년제	대구
대림대학교	보건의료행정과	3년제	경기
대원대학교	보건의료행정과	3년제	충북
대전과학기술대학교	보건의료행정학과	3년제	대전
대전보건대학교	보건의료행정과	3년제	대전
동국대학교	보건의료정보학과	4년제	경북
동덕여자대학교	보건관리학과	4년제	서울

대학명	학과명	학제	지역
동서대학교	보건행정학과	4년제	부산
동신대학교	보건행정학과	4년제	전남
동아대학교	건강관리학과	4년제	부산
동원대학교	보건의료행정과	3년제	경기
동의과학대학교	보건행정과	3년제	부산
동의대학교	의료경영학과	4년제	부산
마산대학교	보건의료정보과	3년제	경남
백석문화대학교	보건의료행정과	3년제	충남
부산가톨릭대학교	병원경영학과	4년제	부산
부산과학기술대학교	보건의료행정과	3년제	부산
부천대학교	보건의료행정학과	2년제	경기
수원과학대학교	보건의료행정학과	2년제	경기
순천제일대학교	보건의료행정과	3년제	전남
순천향대학교	보건행정경영학과	4년제	충남
신구대학교	보건의료행정과	3년제	경기
신라대학교	보건행정학과	4년제	부산
안산대학교	보건의료정보학과	3년제	경기
연성대학교	보건의료행정과	3년제	경기
연세대학교	보건행정학부	4년제	강원
영남이공대학교	보건의료행정과	3년제	대구

대학명	학과명	학제	지역
영진전문대학교	보건의료행정과	3년제	대구
우석대학교	보건의료경영학과	4년제	전북
우송대학교	보건의료경영학과	4년제	대전
원광보건대학교	의무행정과	3년제	전북
위덕대학교	보건관리학과	4년제	경북
유한대학교	보건의료행정학과	3년제	경기
을지대학교	의료경영학과	4년제	경기
인천재능대학교	보건의료행정과	3년제	인천
전주기전대학교	보건행정과	3년제	전북
전주대학교	보건관리학과	4년제	전북
전주비전대학교	보건행정학과	3년제	전북
중부대학교	보건행정학과	4년제	충남
중원대학교	보건행정학과	4년제	충북
진주보건대학교	보건행정과	4년제	경남
청암대학교	보건의료행정과	3년제	전남
충북보건과학대학교	보건행정과	3년제	충북
충청대학교	보건행정과	3년제	충북
한국폴리텍대학교	의료정보과	2년제	서울
한림성심대학교	의무행정과	3년제	강원
한양여자대학교	보건행정과	3년제	서울

출처: 한국보건의료정보관리교육평가원

💡 보건의료정보 관리 필수 이수 교과목

	교과목	비고
1	건강보험 이론 및 실무	실습
2	건강정보보호	
3	병리학	
4	보건의료 데이터 관리	실습
5	보건의료정보관리 실무	실습
6	보건의료정보관리학	
7	보건의료조직관리	
8	보건의료 통계	실습
9	암등록	실습
10	의료관계 법류	
11	의료의 질관리	
12	의료정보기술	실습
13	의무기록정보 분석 실무	실습
14	의무기록정보 질 향상 실무	실습
15	의학용어	
16	질병 및 의료행위 분류	실습
17	해부생리학	
18	현장 실습	실습

출처: 의료기사 등에 관한 법률 시행규칙 제7조 관련 별표1

💡 면허 응시 자격 및 시험 방법

1. 응시 자격

❶ 고등교육법 제11조의2에 따른 인정기관의 보건의료정보관리사 교육과정 인증을 받은 대학 등에서 보건의료정보 관련 학문을 전공하고(※복수전공 불인정) 보건복지부령으로 정하는 교과목을 이수하여 졸업한 사람

단, 졸업예정자의 경우 이듬해 2월 이전 졸업이 확인된 자이어야 하며 만일 동 기간 내에 졸업하지 못한 경우 합격이 취소됩니다.

❷ 보건복지부 장관이 인정하는 외국에서 위 ❶에 해당하는 학교와 동등이상의 교육과정을 마치고 외국의 보건의료정보관리사의 자격증을 받은 자

❸ 보건복지부 장관에게 의무기록사 국가시험 응시 자격을 부여하기에 적합한 교육과정을 운영하는 것으로 인정받은 「고등교육법」에 따른 대학·산업대학· 전문대학에서 종전의 의무기록 관련 이수 교과목 및 이수 학점 기준을 갖춘 사람은 보건의료정보 관련 과목을 모두 이수한 것으로 봅니다(2018.12.20 기준).

2. 결격사항

❶ 정신건강증진 및 정신질환자 복지서비스 지원에 관한 법률(약칭: 정신건강 복지법) 제3조제1호에 따른 정신질환자. 다만, 전문의가 의료기사 등으로서

적합하다고 인정하는 사람은 그러하지 아니하다.

❷ 마약·대마 또는 향정신성의약품 중독자

❸ 피성년후견인, 피한정후견인

❹ 의료기사 등에 관한 법률 또는 형법중 제234조·제269조·제270조제2항 내지 제4항·제317조제1항, 보건범죄 단속에 관한 특별조치법, 지역보건법, 국민건강증진법, 후천성면역결핍증 예방법, 의료법, 응급의료에 관한 법률, 시체 해부 및 보존에 관한 법률, 혈액관리법, 마약류 관리에 관한 법률, 모자보건법 또는 국민건강보험법에 위반하여 금고 이상의 실형의 선고를 받고 그 집행이 종료되지 아니하거나 면제되지 아니한 자

3. 시험 방법

시험종별	시험 과목(문제 수)	배점	총점	문제 형식
필기	1. 보건의료정보관리학1(102) : 보건의료정보관리학, 건강보험, 보건의료통계분석 2. 보건의료정보관리학2(68) : 질병 및 의료행위분류, 의학용어 및 기초임상의학, 암등록 3. 의료관계법규(20)	1점 1문제	190점	객관식 5지 선다형
실기	실기시험(40)	1점 1문제	40점	객관식 5지 선다형

4. 합격 기준

❶ 필기시험에 있어서는 매 과목 만점의 40%이상, 전 과목 총점의 60% 이상 득점한 자를 합격자로 하고, 실기시험에 있어서는 만점의 60%이상 득점한 자를 합격자로 합니다.

❷ 응시 자격이 없는 것으로 확인된 경우에는 합격자 발표 이후에도 합격을 취소 합니다.

출처: 한국보건의료인국가시험원

보건의료정보관리사는
취업이 잘 될까?

보건의료정보관리사는 보통 의료기관에 취업하는 경우가 많지만 생각보다 다양한 분야에서 수요가 있고 채용 정보도 많은 편이다. 보건의료인력 실태조사(55p. '보건의료정보관리사 취업 및 활동 근무자 분포 현황' 참고)에 따르면 보건의료정보관리사 면허 소지자는 약 25,000명이고 그중 약 16,500명, 즉 66%가 의료기관이나 비의료기관에서 활발히 활동하고 있다. 이들 중 60% 가까이가 의료기관에 근무하고 나머지 약 40%는 정부, 공공기관, 보험회사, 제약회사 등 비의료기관에서 근무하는 것을 알 수 있다.

의료법상 종합병원 이상에는 보건의료정보관리사를 의무적으로 배치하도록 규정하고 있고, 병원급 이상과 수련병원 지정을 위해서는 의무기록실 설치를 명시하고 있어 아무래도 의료기관에 근무하는 비율이 더 높은 것으로 보인다. 또한 보건의료정보관리사는 질병 및 시술분류 체계를 이해하고 의무기록정보관리 및 데이터 분석 능력을 갖추고 있어 정부나 공공기관, 일반 기업인 보험회사, 제약회사 등에서도 수요가 꽤 있는 편이다.

최근에는 의학 지식과 기술의 발전으로 의료에 대한 국민의 기대감이 높아지고 있을 뿐 아니라 고령화로 인해 건강한 삶에 대한 관심이 커지면서 직접적인 의료서비스 구매와 의료시설 이용이 증가할 것으로 예상된다. 이에 따라 보건의료정보관리사 면허등록자도 2009년에 비해 2014년도에는 43% 이상 증가하였고, 2020년에는 2014년에 비해 약 21% 이상 지속적으로 증가하고 있다. 특히 4차 산업혁명 시대가 도래하여 의료정보를 이용한 진단 및 개인맞춤형 서비스를 제공하기 위하여 보건의료정보관리사의 역할이 더 커질 것으로 기대되어 향후 보건의료정보관리사 고용은 다소 증가할 것으로 전망한다.

보건의료정보관리사로 취업 준비를 하면서 가장 궁금했던 건 취업에 필요한 스펙에 대한 것이었다. 마찬가지로 실습을 나오는 학생들도 이에 대해 가장 많은 질문을 한다. 일단 기본적으로 대학 성적은 평균이상은 되어야 전공에 대한 역량을 갖추었다고 할 수 있기 때문에 성적관리가 우선일 것이다. 그리고 앞에서도 언급했지만 가장 중요한 것은 '경력'이다. 보건의료정보관리사의 주업무인 질병 및 시술분류 코딩, 데이터 분석 업무 등은 전문성이 필요한 일이기 때문에 처음부터 정규직으로 취업하기 어려울 수 있어 계약직 또는 임시직으로 전반적인 일을 배우면서 경력을 쌓는 것이 가장 중요하다.

그다음으로는 업무와 관련한 병원행정사, 보건교육사, 보험심사평가사, 병원코디네이터, 정보처리기사, 빅데이터 분석기사 등 자격증 취득이 필요한지 물어보는 질문이 많다. 실무 경험 없이 자격증만으로 그 일에 대한 전문성이 있다고 보기는 어렵기에 자격증이 많다고 취직이 잘 된다고 할 수는 없다. 하지만 다양한 자격증이 있다면 그만큼 일에 대한 관심과 열정을 가지고 노력했다는 점에서는 어느 정도 감안될 것으로 생각한다.

　또한 임금에 대해서도 많이 물어보는데, 임금은 기관마다 차이가 커서 정확히 답변하기 어렵지만 현재 한국고용정보원의 워크넷에 등록된 임금 수준으로 보면 초봉 기준으로 임금의 하위(25%) 3,031만 원, 중위 3,561만 원, 상위(25%) 3,857만 원 정도이다.

💡 보건의료정보관리사 취업 및 활동 근무자 분포 현황

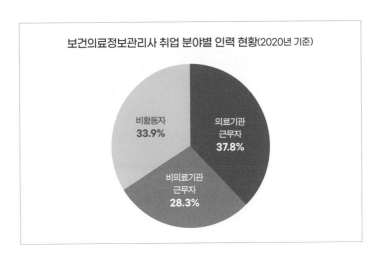

보건의료정보관리사 취업 분야별 인력 현황(2020년 기준)

의료기관
근무자
37.8%

비의료기관
근무자
28.3%

비활동자
33.9%

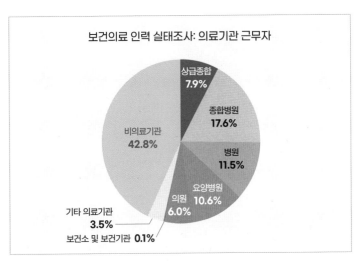

보건의료 인력 실태조사: 의료기관 근무자

상급종합
7.9%

종합병원
17.6%

병원
11.5%

요양병원
10.6%

의원
6.0%

비의료기관
42.8%

기타 의료기관
3.5%

보건소 및 보건기관 0.1%

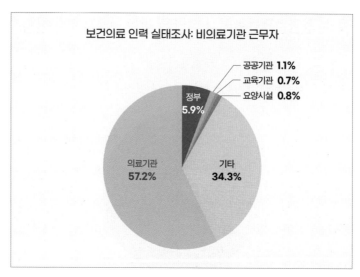

보건의료 인력 실태조사: 비의료기관 근무자

- 공공기관 **1.1%**
- 교육기관 **0.7%**
- 요양시설 **0.8%**

정부 **5.9%**

의료기관 **57.2%**

기타 **34.3%**

출처: 보건복지부, 한국보건사회연구원(2022.07)

비의료기관 근무자 근무 예시

정부	질병관리청, 통계청, 국가보훈처, 국민건강보험공단, 국민연금공단 등
공공기관	건강보험심사평가원, 중앙암등록본부, 한국보건사회연구원, 한국보건산업진흥원, 한국사회보장정보원, 한국보건의료정보원 등
일반기업	보험회사, 손해사정사, 제약회사 등

출처: 보건의료정보관리사 면허신고자료 및 대한보건의료정보관리사 협회 회원 정보

보건의료정보관리사의
근무 환경은 어떨까?

근무 환경의 변화

20년 전 내가 입사할 당시의 사무실 환경은 지금과 많이 달랐다. 사무실의 거의 반 이상이 차트장으로 채워져 있어 차트에 둘러싸여 일했다. 이렇게 차트를 보관하는 공간이 적지 않다 보니 다른 병원들과 마찬가지로 사무실이 지하층에 있어 근무 환경이 좋지 않았다.

의무기록팀에서 근무하는 전체 직원은 40명 정도였는데 그중 의무기록사는 13명이었고, 차트를 어셈블링(환자 퇴원 후 병동에서 내려온 낱장의 기록을 정해진 순서대로 철하여 환자의 퇴원 회차별 차트를 만드는 작업)하고 배열 및 색출, 대출 및 반납 관리와 진료실에 전달하는 일반 사무직원이 더 많았다.

종이 의무기록이다 보니 의무기록사 업무도 수작업이 많았다. 종이 서식에 질병·수술분류 코드를 직접 기재한다거나, 의무기록 미비내역을 종이 서식에 메모하여 차트에 끼워 놓고 담당의사가 확인할 수 있도록 하는 등의 작업을 했다. 아마 지금 후배들은 이런 수작업으로 어떻게 일을 했을지 상상하거나 믿기 어려울지도 모르겠다.

어디 그뿐인가. 근무시간 외 응급 차트 대출을 위해 야간과 주말 당직도 직원들이 다 같이 돌아가면서 하고, 매년 정기적으로 차트 배열 점검을 위해서 인벤토리(inventory) 작업을 통해 잘못 배열된 차트를 찾아 정리하는 작업들도 했다. 그 당시에는 차트가 잘못 배열되어 찾지 못하거나 분실되면 환자 진료를 못하거나 지연되는 경우가 종종 있었다. 그렇게 되면 그야말로 의무기록팀에 비상이 걸려 다 함께 없어진 차트를 찾곤 했다.

2005년에 전자의무기록이 도입되면서 업무 환경은 놀라울 정도로 변화했다. 차츰 차트장이 사무실에서 사라지기 시작했고, 차트가 분실되어 환자 진료를 보지 못해 의무기록팀에 비상이 걸리는 일도 없어졌다. 또한 과거 종이 의무기록도 스캔해서 이미지 차트로 변환하여 전자의무기록에서 함께 볼 수 있도록 프로그램이 구축되면서 의무기록 대출이나 반납 관리 업무도 없어졌다.

이러한 업무 환경의 변화로 의무기록팀 인력에도 많은 변화가 있었다. 차트 배열, 색출, 전달을 주로 담당하던 일반 사무직원들이 다른 부서로 전보되거나 의무기록 사본 발급 창구 또는 의무기록 스캔 업무를 하기 위해 재배치되었다. 당시에 전자의무기록으로 완전히 전환되면서, 의무기록팀이 없어진다거나 의무기록사도 할 일이 없어진다는 등의 소문이 돌면서 혼란스러운 상황이었다.

하지만 소문과 달리 전자의무기록으로 전환되면서 의무기록사의 업무는 오히려 더 많아졌다. 의무기록 종이 서식을 전자 서식으로 변환하여 전자의무기록에서 작성하거나 조회하는 게 가능하도록 구현해야 하고, 종이 의무기록에 수기로 기재하던 진단명이나 수술명 등의 용어들도 마스터화하여 전산에서 검색하거나 작성하는 게 가능하도록 만들어야 했다. 그래야 처방시스템과도 연결되어 진료와 처방이 이루어질 수 있기 때문이다. 또한 진료와 연구 등의 활용 지원을 위해서도 수작업으로 이루어지던 의무기록 관리 업무들을 전산시스템으로 구축해야 했다. 이런 작업들 모두 의무기록사들이 전자의무기록시스템 설계 단계부터 참여하며 진행되었다.

전자의무기록이 안정화될 무렵에는 의료의 질 향상을 목적으로 세브란스병원이 국내 최초로 국제의료기관평가위원회(Joint Commission International, JCI) 평가를 받았다. JCI 평가를 받을 때 전반적인 의료시스템 평가와 함께 의무기록을 기반으로 의료의 질을 평가하는 부분들이 많아져서 의무기록사들이 지원해야 하는 업무도 상당히 증가했다. 최근에도 국내 의료기관 평가, 의료질 평가, EMR 인증제 등 여러 평가들이 늘어나고 있어 보건의료정보관리사들의 역할이 더욱 확대되고 있다.

이러한 변화들로 현재 의무기록팀 전체 인원은 50명이고, 그중 보건의료정보관리사는 28명으로 증가했다. 사무실도 지상층에 있어 근무 환경도 많이 좋아졌다. 물론 보건의료정보관리사의 역할이 확대되고 더 전문화되면서 공부해야 할 것과 업무량이 많아져서 늘 바쁘고 힘든 건 사실이다. 또한 최근에 IT 부서와 협업해야 할 일들이 많아지면서 2022년 6월부터는 IT 부서 사람들과 같은 공간에서 일하고 있다. 이러한 점에서 또 다른 큰 변화의 흐름이 시작되고 있다는 생각이 든다.

병원 규모에 따른 차이점

세브란스병원 같은 상급종합병원이나 종합병원 또는 병원에서의 보건의료정보관리사 역할과 업무 내용은 대체로 비슷하지만 각 병원의 규모나 상황에 따라 운영 방식에는 차이가 있을 수 있다.

보통 규모가 작은 병원에서는 보건의료정보관리사 인력이 적어 원무팀이나 총무팀 등 다른 행정 부서에 소속되어 일하는 경우가 있어 보건의료정보관리사의 주요 업무 외에도 행정 업무를 함께 수행하기도 한다. 내가 처음 산부인과 전문 종합병원에 입사했을 때 원무팀에 의무기록 부서가 포함되어 있어 진료 접수 및 수납 업무를 병행했던 경우와 같을 것이다. 또한 최근에는 일부 규모가 큰 병원들 중에서 빅데이터 활용과 관련한 업무 지원을 고려해서 의무기록 부서와 IT 부서를 통합하여 운영하기도 한다.

상급종합병원에서는 업무량도 많고 업무 난이도도 높다 보니, 업무별로 각각 담당자를 두어 좀 더 깊이 있게 업무를 수행하고 있다. 세브란스병원의 경우 질병·수술분류 코딩 담당자, 미비기록 관리 담당자, 서식 및 용어 담당자, 진료 통계 및 임상연구자료 제공 담당자, 암등록 담당자 등이 각 업무별로 최소 1~2년씩 맡아 집중적으로 업무를 수행하고 있어 업무별 전문성이 높다고 할 수 있다. 하지만 신규 계약직 직원의 경우에는 2년의 계약 기간 동안 한 가지 업무만 경험하기 때문에 다른 업무에 대해서는 이해가 부족할 수 있고, 전반적인 의무기록 부서의 업무를 배우는 데에도 시간이 많이 걸린다는 단점이 있다.

반면 종합병원이나 병원에서는 상급종합병원에 비해 업무량이나 인력이 적다 보니 각 업무별 담당자를 두기는 어려운 부분이 있어 모든 직원들이 전반적인 업무를 두루 수행하는 경우가 많다. 이렇다 보니 상급종합병원에 비해 업무 난이도나 전문성은 낮을 수 있지만 직원들의 병원 전체 업무에 대한 이해도는 더 높을 수 있다.

물론 이 책에서 언급한 차이점이나 장단점은 모두에게 적용되지 않을 수 있다. 그리고 이외에도 의무기록 부서의 근무 환경은 여러 요인들과 주관적인 시각에 따라 달라질 수 있다.

(제2장)

병원에서
일하는

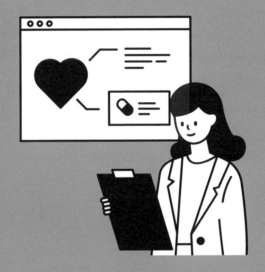

보건의료정보관리사의
첫걸음

새내기
보건의료정보관리사

처음 이 일을 시작할 때, 열심히 하려던 의지와 열정은 강했지만 빨리 일을 배우고 싶은 마음과 잘해 보려는 욕심에 조바심이 생겨 오히려 실수가 많았던 것 같다.

보건의료정보관리사의 하루 업무는 재원 중인 환자 기록을 점검하여 누락된 기록이 있는지와 내용 중에 미비한 사항이 있는지를 확인하여 미비기록을 관리하고, 각 퇴원환자의 주요 진료정보를 분석하여 질병·수술분류체계에 따라 코딩하는 일이다. 보통은 하루에 약 40~50건 정도 차트를 점검하고 분석하여 코딩해야 하는데, 처음 일을 시작할 때는 하루에 10건을 보는 것도 힘들었다. 장기 재원환자의 기록이나 난이도가 높은 복잡한 기록을 맡는 날이면, 하루 종일 그 차트만 보다가 끝나는 날도 있었다. 매번 선배 선생님들께 물어보는 것도 눈치 보이고,

실수하고 도움을 요청하는 경우도 많아 죄송한 마음이 컸다.

매달 초에는 내가 맡은 지난달 퇴원환자의 진료정보 분석 및 코딩 업무를 마감해야 하는데, 월 마감일이 다가오면 마음은 더욱 초조해지고 업무에 실수도 많이 발생했다. 월 마감이 끝나면 통계 담당 선생님이 각 담당자가 처리한 업무에서 발생한 에러리스트를 추출해 수정하도록 피드백한다.

마치 학교에서 시험 본 후에 성적표가 나오는 느낌이랄까. 처음 에러리스트를 받았을 때는 실수가 너무 많아 놀랐고, 어떤 방식으로 이렇게 리스트를 뽑을 수 있었을까 하는 마음에 한 번 더 놀랐다.

매달 월 마감을 못하면 월 진료 통계 보고서 산출이 지연되고, 에러가 많으면 정확한 통계 산출에 문제가 생긴다. 그러나 날마다 열심히 해도 월 마감일을 맞추기는 빠듯했고, 업무 에러도 쉽게 줄지 않아 힘들기만 했다. 지금 돌이켜보면 처음 일을 시작할 때 일에 대한 이해가 많이 부족했던 것 같다. 정확한 정보관리가 왜 중요한지, 내가 분석하여 수집한 진료정보가 어떻게 활용되는지에 대한 이해도 없이 매일매일 맡은 업무량을 처리하는 데 급급해 아무 생각 없이 그냥 해 왔던 부분이 많았던 것 같다.

1년 정도 일을 해 보니 일에 대한 개념이 잡히기 시작했고, 3년 정도 경력이 쌓였을 때는 일의 목적을 고민하며 나름의 업무 방식을 세울 수 있었다. 이 과정에서 나만의 업무 노트 한 권도 만들어졌다. 이 노트에는 일하면서 정리한 임상과별 질병 및 수술의 임상 지식, 사례별 질병·수술분류의 주요 지침, 업무 시 숙지해야 할 주의사항 등이 담겨 있는

데 지금까지도 가끔씩 살펴보며 업무에 참고한다.

어떤 일을 하든 저마다 목적이 있고 바라는 결과가 있을 것이다. 물론 일을 배우는 처음부터 이것들을 고민하며 일하기에는 어려울뿐더러 일이 서툰 것도 당연하다. 하지만 아무 생각 없이 그저 그렇게 해서는 성장하기 어렵다. 일에 대한 정확한 개념(what)을 이해하고, 왜 이 일

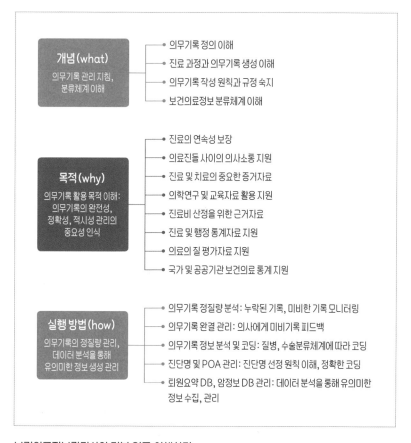

보건의료정보관리사의 기본 업무 이해하기

을 하는지 그 목적은 무엇인지(why)를 생각하며, 어떤 방법으로 실행하고 개선해서 목표를 달성할지(how)에 대해 항상 고민하고 생각하는 것이 중요하다. 실행 방법을 스스로 찾고 일의 주체가 될 때 비로소 전문가라고 말할 수 있을 것이다.

의무기록 정보란 무엇이며,
어떻게 활용될까?

의무기록에는 환자의 질병 상태와 수술 및 처치 이력, 약물 투약 내역 등 환자의 질병과 치료에 대한 모든 사항들이 포함되어 있다.

의료기관에서는 의료행위의 근거 정보와 의료 제공의 증거로서 의무기록을 생산하고 여러 용도로 이용한다. 의무기록 내용은 환자에게 내려진 진단을 정당화할 수 있어야 하고, 치료 사실과 그 결과를 입증할 수 있도록 '완전'하고 '정확'하게 '적시'에 작성되어야 한다.

의무기록의 일차 활용 목적이자 가장 중요한 가치는 환자에게 일관성 있는 계속적인 치료를 제공할 수 있는 근거자료라고 할 수 있다. 병원 내 의료진뿐만 아니라 의료기관 간에 의사전달 도구로서 환자의 진료정보교류에 활용되어 양질의 의료를 제공하는 데 가장 큰 의미가 있다. 이런 의미에서 정부에서도 진료의 연속성과 의료서비스 질 제고를 목적으로 의료기관 간에 의무기록을 공유할 수 있는 진료정보교류사업[2]을 추진하고 있다. 또한 일부 병원에서는 환자 퇴원 시 '환자용 퇴원요약지'를 제공하여 퇴원 후에 응급 상황 등으로 타 병원 진료를 볼 때 환자가 연속적인 진료를 받을 수 있도록 지원하기도 한다.

의무기록 정보는 의학연구 및 교육에 필요한 임상자료로도 활용된다. 후향적 의학연구를 할 때 가장 좋은 자료는 환자의 의무기록 정보라고 할 수 있다. 연구 주제에 해당하는 의무기록을 검토하여 의학연구를 하고 전공 의사나 학생 등의 의학교육에도 중요한 임상자료로 사용된다. 최근에는 방대하고 다양한 의료정보 활용에 대한 요구도가 높아 각 병원마다 연구용임상정보시스템(Clinical Data Warehouse, CDW)을 구축하여 의학연구를 지원하고 있다. 그렇기에 연구 데이터의 원자료가 되는 완전하고 충실한 의무기록은 더욱 소중한 자원이다.

의무기록은 법적인 문제가 발생했을 때 증거자료가 된다. 병원이나 의사와 환자, 환자와 제삼자 등 양자 간에 법적 문제가 발생할 경우 제일 먼저 찾는 것이 바로 의무기록이다. 의무기록은 진료와 치료의 중요한 증거자료로 사용되며 때로는 의사를, 때로는 환자를 보호한다. 따라서 법적인 보호를 받기 위해서는 사실에 입각하여 충실히 의무기록을 작성해야 한다.

---

2 진료의 연속성과 의료서비스 질 제고를 위해 진료기록을 의료기관 간 전자적으로 공유하는 사업으로, 해당 사업에 참여하는 의료기관들은 환자의 동의하에 진료기록, 과거 병력, 투약 내역, 영상 정보 등을 교류한다.

의무기록은 환자에게 제공된 의료의 질을 검토하고 평가하는 기본 자료로 쓰인다. 적정 진료 보장과 환자에게 제공된 치료의 질을 평가하고 의료의 질 향상을 목적으로 JCI 평가, 국내 의료기관 평가, 의료질 평가, 적정성 평가, 응급의료기관 평가 등 여러 평가들이 시행된다. 평가의 많은 부분들이 의무기록 검토를 통해 진단의 타당성, 입원의 타당성, 재원기간 연장의 타당성, 치료의 적정성 및 치료 결과를 평가하고 있어 의무기록에는 진료의 모든 과정이 포함되어 있어야 한다.

의무기록에는 환자에 관한 진료행위가 모두 기록되어 있어 이를 근거로 진료비가 산정된다. 이에 충실한 의무기록과 정확한 진단명의 질병분류 코드가 진료비 청구에 중요한 요인이다. 또한 의무기록 정보를 통해 여러 가지 병원 통계를 작성할 수 있으며, 이들 자료는 병원 행정에 중요한 자료로도 쓰인다. 더 나아가서는 국가, 공공기관 등의 보건의료 통계 기초자료로도 활용되어 국가보건행정에도 중요한 자료로 쓰인다.

의무기록은 환자 진료를 위한 기반이다. 의무기록의 의미를 보존하고 활용 가치를 높이기 위해서는 우선 의무기록 내용이 충실히 작성되어야 하고 효율적으로 관리되어야 한다. 이를 다루는 보건의료정보관리사는 의무기록이 신속하고 정확하게 작성되도록 의사를 돕고, 의무기록 정보를 적절히 활용할 수 있도록 체계적으로 관리하는 역할을 수행해야 한다.

진료 과정과
의무기록 작성 이해하기

　환자가 의료기관에 방문하여 진료를 보는 과정마다 의무기록이 생
성된다. 의무기록에는 의료행위가 어느 시점에, 병원의 어느 공간에서,
누구에 의해, 어떤 의료서비스가, 왜 제공되는지 기록된다. 좋은 의무
기록은 환자의 상태와 진단을 확인하고 치료를 지원할 수 있는 충분한
데이터와 정보가 포함되어 연속적인 진료를 지원하고 제공된 의료서비
스를 정당화할 수 있어야 한다.

　진료 과정에서 의사는 환자에 대한 데이터를 수집하여 이를 근거로
진단을 내리고 치료한다. 환자의 증상과 현재 상태는 어떠한지, 환자의
과거력 및 가족력이 있는지, 전반적인 신체검진상에 어떤 문제가 있는
지 등을 파악하여 수집된 데이터를 바탕으로 의학적 지식과 경험 등을
더해 평가하여 진단을 내린다. 진단에 따라 치료 계획을 세우고, 계획

에 따라 투약, 시술 또는 수술 등이 환자에게 제공된다. 이후 의사는 환자에게 제공된 의료서비스에 대해 환자의 질병 상태 변화를 확인하고 다시 환자의 데이터를 수집한다. 이를 근거로 어떻게 평가하고 계획하는지, 어떤 서비스를 제공했고 치료 결과는 어떠하였는지를 기록한다.

업무별로 발생되는 의무기록 서식을 이해해야 진료 과정을 전체적인 맥락에서 파악할 수 있다. 병원마다 작성해야 할 서식과 작성 시한은 조금씩 다를 수 있겠지만 전반적으로, 입원환자 기준으로 진료 과정과 작성해야 할 필수 기록은 다음과 같다.

- **응급실을 통해 내원할 경우:** 응급실을 통해 내원하면 응급실에서의 환자 상태 평가와 진료 과정을 응급실기록에 작성한다.
- **병동에 입원할 경우:** 병동에 입원하면 입원 시점에서의 환자 상태 평가 및 치료 계획 등을 입원기록에 작성하고, 매일 환자 상태와 치료 내용은 경과기록에 작성한다.
- **수술을 시행할 경우:** 수술동의서, 수술기록, 수술 전후 환자 상태 평가기록과 마취와 관련한 평가기록 및 마취기록을 작성한다.
- **그 외:** 시술하게 되면 시술기록, 전과 시에는 전출입기록, 의료진 변경 시에는 인계인수기록, 사망하면 사망기록을 작성한다. 퇴원 시에는 환자의 전체적인 진료 과정과 치료 결과 등을 퇴원요약에 작성한다.

각 서식에는 어떤 항목들을 포함해야 하는지, 반드시 기재해야 하는 필수 작성 항목은 무엇인지 등에 대해서 규정에 명시하고 이에 따라 서식을 생성하여 작성하도록 관리한다.

또한 각 진료 단계마다 환자의 상태를 빠르게 파악하여 연속적인 진료를 제공하고, 환자의 안전을 도모하기 위해 작성 시한을 정하여 작성하도록 한다. 입원 24시간 이내에는 입원기록을 작성해야 하고, 수술 후 수술실 퇴실 전에는 수술 중의 환자 상태와 합병증 등 특이사항이 있었는지를 수술실노트(Brief OR note)에 작성하여 다음 치료를 맡는 의료진에게 인계한다. 퇴원요약기록은 퇴원 전에 작성해서 퇴원 시 환자에게 제공함으로써 퇴원 후 관리와 타 병원 진료 시 연속적인 진료 제공이 가능하게 한다.

보건의료정보관리사는 진료 과정을 이해하고 의무기록 작성 원칙과 규정 기준들을 잘 숙지하여 양질의 의무기록이 생성될 수 있도록 지원하는 역할을 한다. 진료 과정에서 기록한 의무기록이 완전하고 정확하게 작성되었는지 규정과 지침에 따라 의무기록 내용을 확인해서 미비한 기록은 작성 책임자에게 고지하여 완전히 작성되도록 하고, 부정확하거나 모호한 내용의 정보가 있다면 의료진에게 질의하여 정확한 정보가 기재되도록 지원하는 것이다.

충실한 의무기록을 위해
의사와의 협력은 필수다

모든 의료진들이 환자의 진료정보가 얼마나 중요한지를 깊이 인식하고, 자세하고 성의 있게 기록해야만 좋은 의무기록이 가능하다. 그러나 의료진이 여러 환자를 동시에 돌보며 바쁜 업무를 수행하다 보면 필수 기록 작성이 누락되거나 잘못 기재되는 경우가 있다.

보건의료정보관리사는 환자가 입원한 시점부터 재원 중에 의료서비스가 제공되는 이벤트마다 작성되어야 하는 의무기록이 작성 시한에 맞게, 완전하고 충실히 작성되었는지를 지속적으로 점검하여 정확한 기록이 완성될 수 있도록 지원하고 관리한다.

의무기록을 점검하여 누락된 기록이 있거나 내용상 수정이나 추가할 사항이 있는 기록을 미비기록(incomplete chart)이라 한다. 미비기록이 발생하면 작성에 책임이 있는 의사에게 해당 환자에 대해 작성해야 할 서식과 항목, 어떤 내용을 수정해야 하는지를 의무기록 점검시스템을 통해 피드백한다. 또한 내용상 불일치나 모호한 부분이 있어 질병분류 코드 부여나 데이터 수집에 어려움이 있을 때도 담당 의사에게 질의하여 확정받는 절차를 거친다.

의사가 고지된 미비기록을 작성하였거나 질의에 회신한 경우, 다시 점검하여 잘 완성되었는지 확인하고 회신된 내용을 참고하여 코딩이나 데이터 수집에 반영한다. 이때 여전히 미비한 부분이 남아 있다면 완성될 때까지 다시 의사에게 고지하거나 질의하는 절차를 밟는다. 완전성과 충실도가 점검되어 문제가 없다면 종결 처리하고, 코딩과 데이터 수집 업무를 진행한다.

늦어도 환자 재원 중에는 모든 기록이 작성되도록 해야 하지만 의료 업무의 위급한 상황 등을 고려하여 추후 기재가 허용되는 것이 일반적이다. 각 의료기관마다 추후 기록을 허용하는 기간을 규정하고 있는데 보통은 퇴원 후 4주 정도이며, 이 기한 내에 완전히 작성된 기록은 완성된 의무기록으로서 종결된다. 기한 내에도 작성되지 않은 기록은 미완성된 채로 종결되는데, 이를 '미완성 종결 차트(Delinquent chart)'라고 부른다. 이는 '직무태만에 따른 미완성 차트'라는 의미를 지닌다. '종결'의 의미는 규정된 시한을 지났으므로 점검 관리 대상에서 제외하여 보존한다는 의미다. 종결된 의무기록은 추후에 작성이나 수정 등을 원칙적으로 할 수 없으며, 부득이 필요하다면 병원에서 정한 수정 절차 규정에 따라 시스템상에 수정 사유와 근거를 남기고, 보건의료정보관리사가 확인하고 승인한 후에 수정이 가능하도록 관리하고 있다.

미비기록 관리 담당자는 보통 주 1회, 월 1회 등 정기적으로 E-mail 이나 SMS를 통해 각 의사에게 미비기록 수와 정리를 완료해야 할 시한을 알린다. 시한이 지나도 미비기록 정리가 지연되는 경우에는 지속적으로 정리하도록 독려하고 매달 미비기록 발생률과 정리율, 미완성 종결 차트 비율 등을 집계하여 의국, 임상과장, 병원장실, 관련 부서에 현황을 보고한다. 이런 의무기록 완결도 관리 통계는 과별, 개인별 성과 지표에도 포함하여 각 병원에서 정한 방법으로 규제하기도 하고 우수 작성자로 선정된 경우에는 포상하여 충실한 의무기록 작성을 독려하기도 한다.

의사들에게는 미비기록 정리가 바쁜 의료 업무 외 시간을 할애해야 하는 일이라 미비기록 발생에 굉장히 예민하다. 과에 따라서는 미비기록 발생 수에 따라 벌칙이나 당직을 부여하는 과도 있다. 이러다 보니 미비기록 관리 담당자의 연락을 싫어하고 피하는 경우가 많다.

대부분의 의사들은 충실한 의무기록 작성에 협조하지만 일부 의사 중에는 본인이 써야 할 것이 아닌데 잘못 잡았다며 화를 내는 경우도 있다. 또 미비기록이 많은 데도 전혀 신경을 안 쓰는 경우가 있는가 하면, 계속적으로 기록 작성에 오류를 발생시켜 피드백을 해도 개선이 안 되는 경우가 있어 미비기록 관리에 애를 먹는다. 이렇게 미비기록 때문에 의사들과 트러블이 발생하는 일이 많다 보니, 미비기록 관리가 가장 지치는 업무다. 솔직히 가끔은 '의사가 기록을 제대로 안 한 건데 왜 내가 미비기록을 정리해달라고 사정해야 하지?' 하는 생각에 회의감을 느낀 적도 있다.

반면 다른 감정을 느낀 적도 있었다. 병원 인증평가 준비를 하면서 수술실노트가 수술실 퇴실 전에 작성되어야 하는데 시한 내 작성이 너무 저조해서 어떻게 하면 개선할 수 있을지 현장을 살펴보기로 했다. 허락을 받고 수술실 견학을 했는데, 긴박하고도 바쁘게 진행되는 수술 상황을 볼 수 있었다. 그렇게 어려운 수술을 몇 시간씩 시행하는 의사들을 보면서 힘든 업무를 조금은 이해할 수 있었고, 현장의 이해 없이 미비기록만 빨리 작성하라고 연락한 것에 대해 미안한 마음이 들었다.

충실한 의무기록 작성을 돕는 일이 보건의료정보관리사의 역할이다. 어떻게 하면 미비기록이 발생하지 않도록 의무기록 작성 절차를 개선할지, 편리한 기록 작성을 위해 전자의무기록시스템에 어떤 기능을 추가할지, 미비기록이 발생했을 때 신속한 작성을 위해 효율적으로 피드백하는 방법은 뭐가 있을지 등을 지속적으로 고민하고 의료진과 소통하며 개선해야 한다.

또한 매년 신규 인턴과 전공 의사들에게 반드시 의무기록 작성 교육을 해야 하며 어떤 개인이나 어떤 진료과에서 계속적으로 기록 오류가 발생하거나 작성 절차 개선이 필요하다면 수시로 교육하고 간담회를 가져 상의해야 한다.

의료정보 이용 범위가 계속 넓어지고 그 중요성도 더욱 강조되고 있다. 정확한 의료정보의 출발은 신속하고 정확한 기록의 작성이다. 보건의료정보관리사는 의무기록의 질 향상을 위한 방안이나 제도를 만들어 양질의 기록이 작성되도록 의료진을 지원하고 협력해야 한다.

의무기록이 지닌
법적 중요성

　　의무기록의 기록 행위 주체는 의료인이고, 외형적으로는 병원 소유물이다. 하지만 그 내용은 환자의 건강에 관한 내용 등 비밀 정보이며, 이것의 주인은 '환자'라는 특수한 성격을 지닌다. 일반적으로 모든 재산은 소유주에게 관리권이 있으나, 의무기록의 소유주인 병원은 의무기록을 관리함에 있어 여러 가지 제약을 받는다. 국가에서는 관계법을 제정하여 환자의 사생활을 보호해 주고 부당한 노출로 인한 환자의 피해나 불이익을 방지해 주는 한편, 필요에 따라 합법적인 경우에는 그 비밀 정보를 제공해 주어야 하는 의무도 부과하고 있어 관리의 어려움이 있다. 따라서 보건의료정보관리사는 이 분야에 관계되는 법적 규율 및 절차를 충분히 숙지해야 하며 최신 개정되는 법적 규율을 확인하여 업무에 적용할 수 있어야 한다.

작성의 의무

의무기록은 의료인이 작성하여 병원에 보관하는 자율적인 문서라기보다, 작성 의무에 의해 작성해야 하는 강제적인 문서다. 의료법상 진료기록의 작성 의무에 대해 살펴보면 다음과 같다.

의료법 제22조제1항, "의료인은 각각 진료기록부, 조산기록부, 간호기록부, 그 밖의 진료에 관한 기록을 갖추어 두고 환자의 주된 증상, 진단 및 치료 내용 등 보건복지부령으로 정하는 의료행위에 관한 사항과 의견을 상세히 기록하고 서명하여야 한다."

의료법 제22조제3항, "의료인은 진료기록부 등을 거짓으로 작성하거나 고의로 사실과 다르게 추가 기재·수정하여서는 아니 된다."

제1항에서의 상세히 기록해야 한다는 기준은 계속되는 환자 치료에 이용할 수 있는 정도, 다른 의료진도 환자의 정보를 제공받아 적정한 의료를 제공할 수 있는 정도, 또 의료행위가 종료된 이후에도 그 의료행위의 적정성을 판단할 수 있는 자료로 이용될 수 있는 정도라고 설명할 수 있다.

그렇다면 의무기록 미비에 관한 작성 의무는 어떠할까? 다음 판례를 살펴보자.

전립선적출술을 받은 후 다발성 장기부전으로 환자가 사망한 사건이다. 수술 시행일로부터 1개월이 경과하도록 수술기록을 작성하지 않은 사실과 수술 과정에서 의료진의 주의의무에 대한 과실을 인정하여 법원에서 총 6500만 원을 지급하라는 판결이 났다. 이는 기록 작성과 작성 시한성의 중요성을 확인할 수 있는 사례라고 할 수 있다.

질식 분만한 신생아가 사망한 사건도 있다. 의료진은 분만 과정에서 태아의 심박동수와 산모의 자궁수축 정도를 검사한 결과 모두 정상이었고, 관례상 검사 결과가 정상인 경우에는 기록에 기재하지 않는 경우가 대부분이라고 항변하였으나 인정되지 않았다.

따라서 시행한 검사나 진료 결과가 정상이라도 반드시 의무기록에 이를 남겨야 한다. 의무기록에는 모든 진료 과정이 빠짐없이 기록되어야 하며 의무기록에 내용이 없다면 의료행위를 하지 않은 것으로 간주한다는 것을 알 수 있는 사례다.

법 및 규정에 근거한 의무기록 작성 관리

다음은 실제 병원에서 발생하는 기록 작성 오류와 관리 사례를 살펴보자.

사례 1 입원기록에서 환자의 질병 상태에 대한 기재 내용에는 환자가 고혈압(Hypertension, HTN) 과거력이 있다고 기술되어 있으나 Hypertension 과거력 여부의 Yes/No 선택 항목에는 No라고 체크되어 기록 내용의 불일치가 발생하는 사례가 있다. 이는 전자의무기록에서 작성자 편의를 위해 작성 서식 항목에 No default 값을 적용하여 발생하는 문제로 기록 작성 시 이를 제대로 확인하지 않아 이런 내용 불일치가 종종 발생한다.

주호소 또는 입원사유	Robot assisted LRP
현재질병상태	상기 67세 남환 HTN 과거력 있는 분으로 '09.11 local 검진 PSA 6.23 check 되어 prostate Bx 시행받았고 Adenoca, prostate, acinar type, G6(3+3) report되어 further evaluation 위해 본원 refer되었으며 s/w 위한 image study 및 Robot assisted LRP 시행 위해 입원함

과거력

Hypertension	⊙ No	○ Yes
Pul. Tbc	⊙ No	○ Yes
DM	⊙ No	○ Yes
Hepatitis	⊙ No	○ Yes
Smoking	⊙ No	○ Yes

사례 1: No Default 값을 적용하여 발생한 내용 불일치

사례 2 수술기록의 수술 후 진단명에 '아킬레스건 파열, 왼쪽(Achilles tendon rupture, left)'이라고 되어 있는데 수술 과정(procedure) 내용에는 오른쪽으로 기재되어 있는 경우다. 루틴처럼 늘 해 오던 수술의 경우 수술 과정을 서술문으로 저장해 놓고 필요시 등록된 서술문의 내용을 불러와 사용하는데, 이를 수정하지 않고 기재한 오류라고 볼 수 있다.

수술후 진단명

진단명
Achilles tendon rupture, left

진단 부가 설명　　　Rupture, Achilles tendon, ankle, left

수술명

수술명
Achilles tendon reconstruction

수술 부가 설명　　　Reconstruction of achilles tendon with 1 suture anchor

Operative findings　calcaneus insertion site로부터 rupture된 achilles tendon 관찰되었다.

Anesthesia　　　　Spinal

Procedures　　　　Under the spinal anesthesia, the patient was placed on the operating table in prone position. The pneumatic tourniquet was applied on the right proximal thigh with the pressure of 320mmHg. The skin preparation and draping were done on the right lower extremity as usual sterile orthopaedic manner. Longitudinal skin incision was made over the anteromedial aspect of the tendon calcaneus, Sharp dissection was carried out through the subcutaneous tissue and fascia and lesion site was appeared.　　→ Right : 저장된 서술문 미수정

사례 2: 등록된 서술문을 미수정하여 발생한 오류

사례 3　전자의무기록시스템 적용 후 필수 작성이 필요한 의무기록의 누락을 막고, 작성 시한 안에 신속한 기록 작성이 이뤄질 수 있도록 의무기록 미작성 시 처방 제한을 적용하고 있다.

예를 들면, 입원기록을 24시간 이내에 작성하지 않으면 입원 후 필

수술명
Posterior spinal fusion, lumbar(PLF)

수술 부가 설명

Operative findings	d
Anesthesia	d
Procedures	d

Estimated blood loss (cc) 0

수술과정 중 특이사항	○ Yes	⊙ No
Tissue to Pathology	○ Yes	⊙ No
Drains	○ Yes	⊙ No
Sponge count correct	○ Yes	⊙ No

사례 3: 처방 제한을 피하기 위해 기호작성을 한 사례

요한 진료 처방을 내지 못한다. 수술실노트 또는 수술기록을 작성하지 않은 경우에는 수술 후 치료에 필요한 처방을 제한하고 있다. 종이 의무기록에서는 적용할 수 없었던 이런 제한으로 과거 종이 의무기록 시절에 비하면 전자의무기록에서 미비기록 발생률이 현저히 감소한 건 사실이다. 하지만 처방 제한을 피하기 위해 기호 작성을 하거나 내용을 부실하게 작성하는 등의 부작용도 발생하고 있어 전자의무기록에서는 의무기록 내용의 질관리가 더 어렵고 복잡해졌다.

앞의 사례와 같이 의무기록의 내용 불일치나 잘못 작성되는 오류, 기호 작성 등 부실한 기록은 앞서 언급한 의료법 제22조의 '상세히 기록해야' 하는 부분에 어긋날 수 있고 사실과 다른 '허위 작성'으로 판단

될 수 있어 의료법 위반의 법적인 문제도 발생할 수 있다.

이런 문제들은 전자의무기록을 적용하고 있는 대부분의 병원에서 관리가 어려운 부분이다. JCI 평가에서도 EMR의 편의 기능인 default 값 설정이나 이전 기록을 복사하여 붙이기(copy&paste)하여 재사용하면서 발생하는 문제, 처방 제한으로 발생하는 부실한 작성 문제 등 의무기록 질관리를 위해 어떻게 모니터링할지에 대한 기준을 마련하여 관리하도록 하고 있다.

이에 따라 현실적으로 어려운 부분이 많지만, 병원마다 default 값 설정과 복사하여 붙이기 사용 기준 및 범위를 정해 전산적으로 제한하기도 하고 허용된 항목의 경우에는 모니터링하는 절차를 마련하여 관리하고 있다.

또한 의무기록의 질관리를 위해 의무기록을 작성하는 모든 의료진들이 정기적으로 모여 평가하고 개선 방안을 논의하는 위원회도 운영하며 의무기록의 질을 향상시키기 위한 방안을 지속적으로 모색하는 노력을 하고 있다.

안전한 보존의 의무와 관리

의료법 제22조 2항, 의료법 시행규칙 제15조에 따라 의무기록 최소 보존 기간은 10년으로 명시되어 있지만 대부분의 병원들이 환자의 계속적인 진료와 연구 및 교육을 위해 법적 최소 보존기간 이상 보관하며 관리하고 있다.

세브란스병원과 같이 역사가 오래된 병원일수록 관리해야 할 의무기록 양이 방대하여 의무기록을 관리하고 보존하는 데 많은 인력과 경비가 소요되며 관리상 어려운 문제들이 있다.

세브란스병원의 경우 2005년 11월부터 전자의무기록이 적용되었고, 그 이전의 종이 의무기록들은 대부분 이미지 차트로 구현하여 전자의무기록에서 함께 열람할 수 있도록 지원하고 있다. 의무기록의 형태가 변화하면서 관리 방법도 많이 변화해 왔다. 과거 종이 의무기록에서는 보관 장소에 잠금장치 및 화재방지장치 시설을 갖추고 물리적인 통제 관리가 주로 이루어졌다. 반면 전자의무기록에서는 서버 및 하드웨어적인 물리적 통제뿐만 아니라 시스템 보안 관리, 부정 접근에 의한 변조와 파손 예방을 위한 보안 프로그램 적용, 백업시스템 구축 등 기술적인 관리 부분이 많아졌다. 이에 보건의료정보관리사는 전자의무기록의 관리체계를 이해하고 정보보호와 보안을 위한 규정 및 제도 마련에 참여하여 안전한 전자의무기록 관리에 주도적인 역할을 수행해야 한다.

의무기록의 형태가 종이든 전자든 환자를 위해, 병원과 의사를 위해, 의학교육과 연구를 위해, 법적 문제의 증거 제시를 위해 의무기록을 일정 기간 안전하고 체계적으로 보존하며 관리하는 것은 무엇보다 중요한 일이다.

비밀유지 의무 및 개인정보보호 관리

모든 환자의 의무기록은 그 환자의 건강과 관계되는 개인의 특수 기록이므로 그 내용이 비밀로 보장되어야 한다. 의무기록은 병원의 재산이지만 의무기록에 수록된 정보는 환자의 소유다. 따라서 병원은 환자들의 비밀 정보가 부당하게 노출되지 않도록 관리해야 한다.

이에 의료법 제19조에는 의료인이나 의료기관 종사자는 업무를 하면서 알게 된 환자의 정보를 누설하지 못하도록 하고 있다. 의료법 제21조에서는 환자가 아닌 다른 사람에게 환자의 동의 없이 환자의 기록을 열람하게 하거나 그 사본을 내줘서는 안 된다고 명시되어 있다. 그리고 2011년 개인정보보호법이 제정되면서 환자의 건강정보는 민감정보로 분류되어 특별한 보호 대상으로 처리하고 관리하도록 하고 있다. 즉, 의료법에서는 비밀누설, 정보 유출, 변조 또는 훼손을 금하고 있으며 개인정보보호법에서는 의료정보의 수집, 이용, 제공, 파기 등 정보의 생명 주기별 보호 수칙을 규정하고 있다.

개인정보보호법 제정 이후 개인정보보호에 대한 법과 제도적 규제가 강화되었고, 병원 내 정보화 환경으로 개인 건강정보의 접근성과 활용도가 높아져 개인정보 유출 위험이 증가하고, 정보 유출로 인한 법적 분쟁이 증가하였다. 또한 개인정보보호 사고 발생 시 의료기관의 신뢰도 하락으로 병원의 이미지가 훼손되는 등 의료기관에 미치는 영향과 피해가 막대할 수 있다.

실제로 특정 환자의 진료정보를 타 진료과 동료 직원에게 누설하거나 의무기록을 SNS 또는 지인에게 무단 전송하여 유출함으로써 의료기관이 행정처분을 받거나 정보 유출 직원이 징계처분을 받는 사례들이 발생하여 의료정보의 유출 관리가 지속적으로 이슈화되고 있다.

이에 따라 각 병원에서는 철저한 정보보안 관리와 효율적인 운영을 위해 특정 부서나 별도의 담당자를 두어 관리를 강화하고 있다. 최근에는 정보보호 관리를 주된 업무로 수행하는 보건의료정보관리사 채용도 늘고 있다. 이는 보건의료정보관리사의 새로운 업무 분야라기보다 기존 의무기록 관리 부서에서의 의무기록의 부정 열람과 유출을 감독하던 업무에서 정보의 범위가 확장되고 세분화되면서 정보보호 관리 업무도 조금 더 전문화되었다고 할 수 있다.

정보제공 의무와 의무기록 사본 발급 관리

앞서 언급한 대로 의무기록 내용은 환자의 비밀 정보이므로 함부로 노출시켜서는 안 되지만 의료법 제21조에 따라 합법적으로 요구하는 경우에는 비밀을 철저히 유지하면서 정보를 제공해 주어야 할 의무가 있다.

의료법에 근거한 법의 테두리 안에서 의무기록 사본 발급 규정을 정하고 절차를 마련하여 관리해야 한다. 특히 환자 본인의 동의 여부를 확인하고 제공하는 것이 무엇보다 중요하지만, 이를 확인하는 과정에서 환자와 마찰이 발생하거나 민원이 발생하는 경우도 많다.

대부분의 민원은 의료법에 명시된 환자 본인의 확인이나 환자의 동의 여부, 환자와의 관계 확인을 위한 구비서류 등이 미흡하여 정보 제공이 불가한 경우에 많이 발생하여 업무에 어려움이 많다. 하지만 이를 제대로 확인하지 않고 제공할 경우에는 의료법 위반으로 병원이 처벌받을 수 있다. 따라서 이에 대한 철저한 관리가 중요하며, 한편으로는 환자의 불편을 해소하여 민원의 소지를 줄이기 위한 방안을 세우는 것도 보건의료정보관리사가 수행해야 할 역할이다.

과거에는 환자가 의무기록 사본 발급을 원하는 경우에는 진료 접수를 하여 의사의 처방과 승인을 받아야만 가능했다. 하지만 개인정보보호법이 제정되고 의료법도 개정되면서 진료정보의 권한이 그 주체인 환자의 권리로 부여되고 인식도 변화하여 이제는 모든 병원들이 의사의 처방과 승인 처리 없이 환자가 요청하는 경우에는 즉시 발급 처리를 원칙으로 하고 있다.

이러한 변화로 의무기록 사본 발급 절차도 간소화되고 환자의 편의성을 고려한 방안들이 마련되고 있다. 최근 온라인 의무기록 사본 발급 시스템을 구축하는 병원들이 많이 늘었고, 병원을 방문하지 않고도 병원 홈페이지나 모바일 앱을 통해 본인 인증을 하고 의무기록 사본 발급을 신청하여 발급받을 수 있다. 코로나19로 비대면 서비스에 대한 요구도가 높아지면서 온라인 의무기록 사본 발급시스템의 고도화 기술도 향상되었다.

따라서 보건의료정보관리사는 이런 추세를 잘 파악하고 정보 제공 절차에서 법적인 부분과 보안적인 부분을 고려하여 시스템을 설계해야 하고, 이와 더불어 환자의 편의성을 높일 수 있는 효율적인 방안을 지속적으로 강구해야 한다.

+++

법적 문제가 발생했을 때 의무기록이 증거자료로 사용된다는 것은 의무기록의 중요한 역할 중 하나다. 여러 가지 다른 용도에 사용될 때도 마찬가지겠지만, 의무기록이 법적 증거자료로 사용될 때 그 기록이 완전하지 못하다면 올바른 증거라고 할 수 없을 것이다.

여러 가지 법적 문제가 발생하면 의무기록을 제출하라는 명령을 받을 때가 있다. 또한 의무기록 관리 담당자로서 경찰 조사를 받거나 법원에 출두하여 증언해야 하는 등 피할 수 없는 상황들이 발생하기도 한다. 나 역시 몇 차례 내가 맡은 의무기록과 관련하여 조사받거나 법원에 출두한 적이 있다. 주로 의무기록 관리 원칙, 의무기록 작성시스템과 절차에 대한 질의에 답변했다. 그리고 미비기록을 어떤 근거로 확인하여 의사에게 피드백하고 관리했는지, 의료진에게 의무기록 작성 교육을 정기적으로 수행했는지를 설명했다. 이런 상황이 닥치면 솔직히 매우 긴장되고 힘들다.

법적인 문제는 발생하지 않아야 하고, 누구나 경험하고 싶지 않은 상황이다. 하지만 한편으로는 이런 경험을 통해 의무기록 관리 절차를 재정비하거나 개선하는 긍정적인 효과를 얻은 경우도 있어, 의료진들이 의무기록 작성과 관리의 중요성을 다시 한번 깨닫는 계기가 된다.

코딩은 HIM의
핵심 업무

보건의료정보관리사는 환자의 진료 과정과 의무기록 내용상 의미 있는 정보를 분석하고 질병, 수술분류를 하여 이를 부호화하는 코딩 업무를 수행한다. 모든 질병, 상해 및 처치 과정 등이 코딩됨으로써 환자의 진료정보 색인(index)을 할 수 있다. 그리고 색인된 자료는 앞서 언급한 진료, 행정, 의학연구 및 교육 등에 이용된다. 그뿐만 아니라 진단명이나 수술명의 분류 코드 번호는 진료비와도 관계가 깊다. 현재 우리나라에서는 보험 환자 요양급여 신청서와 각종 진단서에 반드시 진단명과 질병분류 코드를 기재하도록 요구한다. 따라서 코딩은 중요한 의료정보 처리 업무로서 보건의료정보관리사의 핵심 업무다.

의무기록상 질병, 상태, 수술 등을 나타내는 용어는 대부분 의학용어로 기재되어 있다. 의학용어는 의료정보를 관리하기 위해, 특히 질병 및 수술분류 업무에 있어서는 필수적인 무기이므로 코딩 업무를 위해서는 우선 의학용어 숙지가 기본적으로 선행되어야 한다.

보건의료 분야에서 질병이나 수술 데이터를 정리해서 쉽게 찾아 통계 생성과 자료 분석에 이용하기 위해 분류체계를 적용한다. 여기서 분류(Classification)란 일정한 체계하에 비슷한 종류끼리 그룹핑하는 것을 말한다. 즉, 축적된 데이터나 정보를 쉽게 찾아 이용하려면 체계적으로 정리하여 정보를 조직화하는 것이 필요하다. 이렇게 정보를 조직화하는 과정은 분류에서 시작한다고 할 수 있다.

보건의료에서의 분류체계를 살펴보고 병원 현장에서 이를 적용한 업무 처리 내용을 살펴보자.

질병 관련 분류체계

국제질병사인분류(International Classification of Disease, ICD)는 세계보건기구(WHO)에서 보급하여 전 세계에서 사용하고 있는 진단명 분류체계로, 질병 원인과 이환 및 사망 원인을 유사성과 차이점에 따라 범주화한 것이다. 각 국가와 세계보건기구는 ICD를 이용해서 질병 발생률 및 유병률 통계를 산출함은 물론, 보건의료자원 배분 계획을 세울 때 활용한다. 현재 ICD-10차 개정판을 사용 중이며, 우리나라는 ICD-10을 번역하고 국내 실정에 맞도록 질병을 추가하여 상세 분류한 한국질병사인분류 KCD-8차 개정판을 사용하고 있다. ICD-10 분류체계는 본분류(A00-Z99)와 신생물의 형태분류(M8000/0~M9582/0)로 구분된다.

본분류의 구조는 다음과 같다.

구분	장	대분류	사용코드
전신을 침해한 질환군	I	특정 감염성 및 기생충성 질환	A00~B99
	II	신생물	C00~D48
정신병적 질환군	III	혈액 및 조혈기관의 질환과 면역기전을 침범하는 특정 장애	D50~D89
	IV	내분비, 영양 및 대사 질환	E00~E90
인체 해부학적 계통별 질환군	V	정신 및 행동 장애	F00~F99
	VI	신경계통의 질환	G00~G99
	VII	눈 및 눈 부속기의 질환	H00~H59
	VIII	귀 및 유돌의 질환	H60~H95
	IX	순환계통의 질환	I00~I99
	X	호흡계통의 질환	J00~J99
	XI	소화계통의 질환	K00~K93
	XII	피부 및 피하조직의 질환	L00~L99
	XIII	근골격계통 및 결합조직의 질환	M00~M99
	XIV	비뇨생식계통의 질환	N00~N99
분만, 기형, 신생아 질환	XV	임신, 출산 및 산후기	O00~O99
	XVI	출생전후기에 기원한 특정 병태	P00~P96
	XVII	선천 기형, 변형 및 염색체 이상	Q00~Q99
기타 병태	XVIII	달리 분류되지 않은 증상, 징후와 임상 및 검사의 이상 소견	R00~R99
	XIX	손상, 중독 및 외인에 의한 특정 기타 결과	S00~T98
기타 분류	XX	질병이환 및 사망의 외인	V01~Y98
	XXI	건강상태 및 보건서비스 접촉에 영향을 주는 요인	Z00~Z99
	XXII	특수 목적 코드	U00~U99

ICD-10 구조

ICD-10은 세 권의 책으로 구성되었다. 제1권은 번호 순서별 일람표이고, 제2권은 사용지침서, 제3권은 제1권 이용을 위한 알파벳 순서별 색인이다. 우선 제2권 사용 지침서에서 질병분류의 일반적 원칙과 분류번호 부여 기본지침을 익혀야 한다. 질병분류 코드를 찾는 1차 도구로서 제3권(index book)을 사용하여 사전을 찾는 방법으로 번호를 찾고, 제1권과 반드시 대조하고 확인해서 질병분류 코드를 부여해야 한다. 보통은 질병이나 상태를 나타내는 키워드로 먼저 찾은 후에 질병의 유형별, 원인별, 원인균별 또는 해부학적 부위별 등으로 세분된 번호를 찾는다.

(예시) 출혈을 동반한 만성 위궤양(Chronic gastric ulcer with hemorrhage)

Ulcer 궤양
- stomach 위
-- chronic 만성
--- with
---- hemorrhage 출혈 K25.4_

ICD-O (International Classification of Disease for Oncology)는 ICD로부터 파생된 분류체계로, 질병 중에서 신생물을 분류하는 데 사용되는 분류체계다. ICD-O는 신생물의 해부학적 부위(topography), 형태학적(morphology) 특징, 행동양식(behavior)을 기준으로 구조화된 분류표다. ICD-O는 우리나라 국가암등록사업의 자료 수집 및 관리 분석에 사용된다.

신생물은 부위별 분류와 조직학적 형태분류의 두 가지 코드를 사용하며 다음과 같이 분류한다.

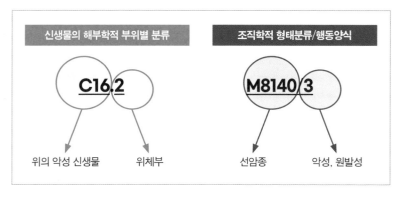

위 체부의 선암종(Adenocarcinoma of stomach, body)의 두가지 코드 분류

의료행위 관련 분류체계

ICD-9-CM Volume 3(Procedures)은 세계보건기구에서 질병사인분류체계인 ICD-9-CM 제1권과 제2권이 질병분류와 관련한 분류체계이고 제3권이 진료비 청구를 위한 의료행위를 분류하는 체계로 발행되었다. 이후 ICD-10차 개정 당시, 의료행위분류는 포함되지 않아, ICD-9-CM 제3권이 그대로 사용되고 있다. 현재 WHO에서 개발하고 있는 ICHI(International Classification of Health Interventions)가 완성되어 사용이 가능해질 때는 ICHI가 ICD-9-CM vol3를 대체하여 사용될 것으로 보인다.

ICD-9-CM procedure의 분류구조는 수술, 처치 종류의 특성보다는

해부학적 특성에 기반을 두고 분류번호가 구축되어 있으며 코드 번호
는 00.01부터 99.99까지로 구성되어 있다. 처음 두 자리 숫자는 해부학
적 구분에 따른 번호체계를 나타내고, 다음 소수점 이하 두 자리 숫자
는 수술, 검사 또는 처치 방법에 따른 세부항목을 나타낸다.

(예시) 위십이지장문합술을 동반한 아전 위절제술
(Subtotal gastrectomy with gastroduodenostomy)

Gastrectomy(partial)(subtotal) 위절제술(부분)(아전)
- with
-- anastomosis 문합술
--- duodenum 십이지장 43.6

건강보험행위급여목록(Electronic Data Interchange, EDI)은 우리나라 건강
보험심사평가원이 건강보험제도하에서 진료비 청구, 심사, 지급 등을
위해 개발한 목록표다. EDI 코드는 의료행위분류를 위한 구조적 용어
체계로 보기는 어렵지만 현재 요양기관의 요양급여 비용 산정을 위해
사용되고 있다.

환자분류체계

환자분류체계(Patient Classification System)는 진단, 시술, 기능 상태 등을

이용해서 환자를 임상적 의미와 의료자원 소모 측면에서 유사한 그룹으로 분류하는 체계다.

질병군 포괄수가제(Diagnosis Related Groups, DRG)는 환자의 특성과 진료의 특성에 의해 임상적인 진료 내용과 자원의 소모량이 유사한 입원 환자를 그룹화하여 몇 가지 정해진 원칙에 따라 복합적이고 포괄적으로 진료비를 산정하는 수가제도다. 1997년에 시범 사업으로 시작하여 2013년 7월부터 전국 모든 의료기관에서 4개 진료과 7개 질병군(백내장 수술, 편도 수술, 맹장 수술, 항문 수술, 탈장 수술, 제왕절개 분만, 자궁 수술)에 대해 의무적으로 적용하고 있다.

신포괄수가제는 기존의 포괄수가제에 행위별수가제적인 성격을 반영한 혼합모형 지불제도로 입원기간 동안 발생한 입원료, 처치 등 진료에 필요한 기본적인 서비스는 포괄수가로 묶고 의사의 수술, 시술 등은 행위별 수가로 별도 보상하는 제도다. 7개 질병군 포괄수가제는 비교적 단순한 일부 외과수술에만 적용하고 있다. 여기에 4대 중증질환(암, 뇌, 심장, 희귀난치성질환)과 같이 복잡한 질환까지 포함시켜 더 많은 입원 환자가 혜택을 받을 수 있게 한 것이 신포괄수가제다. 2009년부터 국민건강보험 일산병원을 시작으로 지역거점 공공병원에서 시행해 오다가 2018년 민간 의료기관이 참여하게 되었고 지속적으로 확대할 계획에 있다.

코딩 업무,
실제 적용 원칙과 사례

보건의료정보관리사는 앞서 설명한 질병 및 수술분류체계를 적용하여 환자의 모든 진단과 치료 과정을 코드만 봐도 설명될 수 있게 코딩해야 한다. 특히, 주진단 선정 원칙과 입원 시 상병에 대한 이해를 통해 의사들이 정확한 진단명을 기재할 수 있도록 관리해야 하고 질병분류 원칙에 따라 정확히 코딩하는 것이 중요하다.

진단명 관리 주요사항

• 퇴원요약상의 최종 진단은 환자의 진료 및 모든 검사가 완료된 후에 최종
  적으로 내려진 진단명을 기재한다. 진단명은 주진단과 기타진단으로 구분

하여 작성한다.

- 주진단(principal diagnosis)은 검사 후 밝혀진 최종 진단으로 환자의 입원치료를 필요로 하게 만든 가장 중요한 병태다. 다만, 입원 중에 의료자원 소모가 더 큰 질환이 있으면 그 질환을 주진단으로 선정한다.

- 기타진단(additional diagnosis)은 입원 당시부터 가지고 있었거나 입원 후에 발생한 병태로 환자 상태나 치료, 재원 기간에 영향을 준 모든 진단이다. 합병증이 이에 해당된다. 병원에서 관찰과 치료를 시작한 후에 야기된 상태로 환자질병의 경과나 치료의 변경을 요하는 상태를 설명하는 부가적 진단명이다.

- 입원 시 상병(Present on admission, POA)은 입원 당시 환자가 가지고 있던 질환 또는 상태를 말한다. 이는 건강보험심사평가원에서 의료기관의 질을 평가하기 위해 적용한 지표로, 원내 발생 질환 및 합병증으로 인한 환자의 안전 문제를 명확히 구분하고 의료의 질을 측정하는 것이 목적이다. 해당 진단이 입원 당시에 존재하였다면 POA는 'Y'를 부여하고, 입원 당시에 존재하지 않았다면 POA는 'N'을 부여한다. 이외 임상적으로 결정할 수 없으면 'W', 기록이 충분하지 않으면 'U'를 부여한다.

진단명 관리 및 질병분류 예시

▌진료 내용 요약

- 50세 남환은 오토바이 운전 중 자동차와 충돌 사고로 응급실 내원
- CT상 두개골 골절 및 뇌내출혈(skull fracture & intracerebral hemorrhage) 진단

- 수술 전 환자 혈압 높고 고혈압(Hypertension) 과거력으로 혈압약 복용중인 분으로 수술 전 마취통증의학과 응급 협의 진료 후 출혈 제거(hemorrhage removal) 수술받음.

- 수술 후 2일째, 환자 열(fever) 38.5도 spiking, 흉부 엑스레이(chest x-ray)상 혼탁(haziness) 보여 호흡기내과 협의 진료상 폐렴(pneumonia) 진단되어 항생제 투여 시작

- 하반신 마비(paraplegia)로 재활치료 위해 재활의학과로 전과되어 재활치료 받고 퇴원함.

▌퇴원요약상 의사 기재 진단명

주진단	하반신 마비(Paraplegia)
기타진단	외상성 뇌내출혈(Traumatic intracerebral hemorrhage)
	두개골 골절(Skull fracture)
	고혈압(Hypertension)

▌보건의료정보관리사가 진단명 관리를 위해 입력한 미비기록 내역

점검 서식	기록 작성일	Comment	진료과	의사
퇴원요약	2023-02-01	1. 주진단을 재선정해 주세요. 외상성 뇌출혈로 신경외과 입원, 수술 등 주된 치료 후 재활치료를 위해 전과함.	재활의학과	김○○
		2. 기타진단을 추가해 주세요. 수술 후 Pneumonia 진단 받고 항생제 치료함.	재활의학과	김○○

▌보건의료정보관리사가 최종적으로 확인하여 입력한 질병분류 코딩

전체 주상병	주상병 (과별)	진단명	진단 코드	POA
Y	Y (신경외과)	외상성 뇌내 출혈 (Traumatic intracerebral hemorrhage)	S06.30	Y
		두개골 골절(Skull fracture)	S02.90	Y
		승용차 충돌로 다친 모터사이클 운전자 (Motocycle driver injured in collision with car)	V23.4	E (제외)
	Y (재활의학과)	하반신 마비(Paraplegia)	G82.2	Y
		폐렴(pneumonia)	J18.9	N
		고혈압(Hypertension)	I10.9	Y

진단명 관리와 정확한 질병분류 코딩은 DRG, 신포괄수가제 등 진료비 청구를 위해서도 중요하며 최근에는 적정성 평가, 의료질 평가, 상급종합병원 평가 등 각종 평가와 관련해서도 그 중요성이 높아지고 있다.

따라서 보건의료정보관리사는 정확한 코딩을 하기 위해 의학용어, 해부학, 병리학 등의 기초의학은 물론, 분류체계의 이론과 실무에 대한 상당한 지식과 경험을 갖추어야 한다.

가치 있는 보건의료정보 생성,
기본이 가장 중요하다

보건의료정보관리사는 진료 과정에서 발생한 의무기록의 완성도를 점검하고, 데이터 분석을 통해 유의미한 정보를 수집하여 퇴원요약 데이터베이스를 구축한다.

환자가 입원하여 퇴원할 때까지 작성된 의무기록은 하나의 단위 기록으로 관리된다. 환자의 퇴원으로 한 회차의 기록이 완성되면, 이 기록을 검토하여 추후 기록의 이용이나 관리에 필요한 색인 역할을 하는 데이터를 수집해서 데이터베이스로 구축하는 것이다.

퇴원요약 DB에는 환자의 인적사항, 의사정보, 입원경로, 내원경위, 치료 결과, 퇴원 형태, 중환자실 치료 여부, 전과사항, 협의 진료 사항 등 병원정보시스템에서 연동되는 정보들이 기본적으로 포함된다. 이 기본 정보에 보건의료정보관리사가 진단정보, 수술정보, QI(Quality

Improvement)정보, 암정보를 분석하고 입력하여 DB로 생성한다.

진단정보에는 최종 확인된 진단명과 진단 코드(KCD-8차에 의한 질병분류기호), 진단 종류(전체 주진단, 과별 주진단, 기타진단), 입원 시 상병을 입력한다. 만약 사망환자라면 사망정보로 선행사인명(사망의 원인이 되는 질환명)과 사인 코드(KCD-8차에 의한 질병분류기호)를 함께 입력한다.

수술정보에는 수술명, 수술 코드(ICD-9CM vol.3 국제의료행위분류에 의한 의료행위분류기호), 수술과, 수술의, 수술 일자, 수술 종류(재수술 여부)를 입력한다.

QI정보에는 이전 입원의 부족한 치료 혹은 합병증으로 인한 재입원, 외래치료의 부작용 또는 합병증으로 인한 입원, 병원 감염, 재수술, 치료 중 심정지 또는 호흡정지, 병원 내 사망, 기타 병원 내 손상 등을 입력한다. 이는 환자의 안전과 관련한 의료 제공의 질을 평가하기 위해 수집하는 정보로 병원 내 관련 부서들과 공유하여 의료의 질 개선 활동을 지원한다.

암환자의 경우에는 암 초진 날짜, 암의 원발부위(ICD-O에 의한 원발부위 분류기호), 조직학적 및 병리학적 소견(ICD-O에 의한 morphology 분류기호), 진행 정도(Stage), 진단 방법, 치료 방법(수술, 방사선치료, 약물치료 등), 치료 결과(생존, 사망, 진단에서 사망까지의 기간) 등을 입력한다.

우리나라는 암관리법에 근거한 국가암등록사업으로 각 병원에서는 중앙암등록본부에 매년 암 발생 등록자료(최초 암등록)를 수집, 분석하여 송부하고 있다. 세브란스병원에서는 중앙암등록본부에서 등록하도록 요구하는 최초 암 발생 정보뿐만 아니라 암환자의 추적 관리 정보와 연구자료로 활용하기 위한 정보를 자체적으로 운영하여 암정보 DB를 구축하고 있다.

구축되는 퇴원요약 DB와 암정보 DB를 이용하여 특정 조건의 환자 정보를 필요로 하는 정보 수요자에게 제공할 수 있으며 기록에 기반한 진료 통계를 생성하는 핵심적인 자원으로 활용할 수 있다. 실례로 구축된 DB를 이용하여 2022년 하반기에 '세브란스병원 진료 통계 25년 보고서'와 '세브란스병원 종양등록사업 25년 보고서'를 발간하였다. 보고서는 의무기록에 근거한 객관적이고 정확한 데이터를 바탕으로 정리하고 분석한 자료로 장기간의 진료 추이와 통계 정보, 진료 성과와 발전을 확인할 수 있다. 5년마다 보고서를 발간하고 있으며 이는 환자 진료의 기초자료로서 활용되는 것뿐만 아니라 행정, 기획, 교육 및 연구 등 다양한 목적으로 활용된다.

유용하고 가치 있는 정보 활용을 위해서는 무엇보다도 정확하고 완전한 의무기록과 신뢰할 수 있는 데이터 생성이 기반되어야 한다. 특히 연구 분야에서 양질의 데이터는 기본 바탕이자 가장 중요한 영역이다.

보건의료정보관리사의 업무 중에서도 의무기록 및 의료정보의 질관리와 국제표준분류체계에 근거한 정확한 데이터 생성 관리가 가장 기본이자 가장 중요한 역할이라 생각한다.

또한 이러한 기본 업무에 경험이 쌓여야 이를 바탕으로 정보의 흐름과 데이터의 특성을 이해하고 분석 능력이 향상되어 의료기관과 다양한 분야에서 필요로 하는 데이터 분석 및 활용을 지원하는 전문가로 성장할 수 있을 것이다.

(제3장)

보건의료정보관리사로

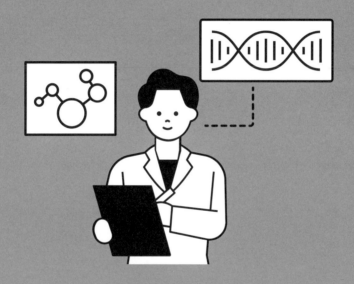

한 걸음 더
나아가기

보건의료정보관리
전문가 되기

　　의무기록 미비관리와 퇴원 분석 및 코딩 업무에 3년 정도 경험이 쌓였을 때 통계와 데이터 제공 업무를 배웠다. 이 업무를 위해서는 통계에 대한 이해와 데이터 분석 능력 등이 요구된다. 처음에는 통계 이해도 부족하고, 데이터 추출 툴을 다루고 쿼리[3]를 짜는 데 서툴러서 자료 요청이 들어오면 진땀 빼기 일쑤였다. 요청 조건에 따라 어떤 DB에서 데이터를 추출할지, 어떻게 쿼리를 짜야 원하는 데이터를 추출할지, 어느 데이터들을 조합하여 가져와야 하는지 등 숙달되는 데 상당한 시간과 노력이 필요했다. 여러 차례 실수를 반복하고 다양한 데이터들을 다

3　쿼리(Queries): 데이터베이스(데이터를 정리하여 보관하는 저장소)에서 필요한 정보를 검색 및 추출하는 방법을 정의하는 함수.

뤄 보면서 조금씩 나아지고 일도 점점 재밌어졌다. 가끔은 원하는 환자 데이터를 찾아 주어 진료에 도움이 되었다고 음료수를 사 오는 선생님도 있었고, 내가 제공해 준 데이터로 논문이 출판(publish)되었다고 감사 인사를 하는 선생님도 있었다. 그럴 때면 정말 뿌듯하고 일에 보람도 느꼈다.

통계나 데이터 제공 업무를 하면서 보건의료정보관리사의 기본 업무인 의무기록 관리나 코딩의 목적을 이해했고, 정확한 데이터 생성 관리가 왜 중요한지 다시 한번 깨달았다. 또한 다양한 데이터의 특성과 구조를 이해하고 데이터들이 어떻게 축적되고 관리되는지 이해하면서 일에 더 흥미가 생겼다.

이 과정에서 통계를 좀 더 공부하고 논문도 써 보고 싶은 생각이 들어 대학원 진학을 고민했다. 하지만 일과 육아에 학업까지 병행할 엄두가 나지 않아 계속 고민만 하다가, 10년 차가 되었을 때 더 늦으면 못할 것 같다는 생각에 연세대학교 보건대학원 역학보건통계학과[4]에 진학했다. 오랜만에 다시 시작하는 공부라 쉽지는 않았지만 하고 싶었던 것이기에 재미있게 배울 수 있었다. 그러나 대학원 석사과정의 하이라이트인 졸업 논문 작성은 정말이지 어렵고 힘들었다. 사실 아직도 논문을 쓰던 때만 생각하면 힘들었던 기억이 먼저 떠오르지만 그만큼 보람과 성취감도 컸다.

---

4 과거에는 역학건강증진학과(건강증진교육/역학보건통계 전공), 보건정보관리학과로 나뉘었으나 현재는 역학건강증진학과(역학/건강증진교육 전공), 보건정보통계학과로 변경됨.

논문 주제는 업무에서 수집하고 다루는 암 데이터로 암 생존율을 분석하는 것에 관한 내용이었는데, 연구 데이터를 직접 분석하고 활용해 보면서 업무에도 적용할 수 있어 많은 도움이 되었다. 또한 연구 논문들을 보면서 데이터와 결과를 이해하고 해석할 수 있는 수준이 되었고, 가장 중요한 건 분석적 마인드가 형성되었다고 생각한다.

주변 후배들 중에서도 대학원 진학을 고민하는 친구들이 꽤 있다. 대학원을 간다면 대학 졸업 후에 바로 갈지, 현장에서 경력을 쌓고 갈지를 묻곤 한다. 개인적으로는, 보건의료정보관리사로 일할 생각이라면 먼저 현장에서 경험해 본 후에 본인에게 필요한 분야나 전공을 선택해서 대학원에 진학하는 게 더 좋을 것 같다는 생각이다. 최근에는 보건계열학과 외에도 빅데이터나 인공지능을 전공하는 후배들도 늘어나고 있다. 대학원 진학이 업무에 있어 꼭 필수는 아니지만, 업무적으로나 개인적인 역량 강화에 분명 도움이 된다.

데이터 활용 지원 업무를 통해 통계에 대한 지식과 데이터 분석기술이 향상되면 데이터의 특성을 이해하고 전반적인 정보의 흐름을 파악할 수 있는 역량이 갖추어진다. 여기에 실무 경력이 쌓이면 데이터 활용의 기반이 되는 전자의무기록시스템의 콘텐츠 개선, 데이터 표준화 등 시스템 및 프로세스를 개선하고 관리할 수 있는 보건의료정보관리 전문가로 성장할 수 있다.

HIM은 병원 내
정보 지원 창구 역할자

　병원에서 작성하는 통계에는 환자에 관한 사항, 진료 결과에 관한 사항, 진료 서비스에 관한 사항 등의 진료 통계가 있고 재정 및 행정 등 병원 운영에 관한 행정 통계가 있다. 병원을 구성하고 있는 여러 부서들이 자기 부서에 관련된 통계를 작성하고 있지만 진료 통계의 많은 부분은 의무기록 부서에서 수집 및 분석되어 이용되고 있다. 진료 통계 데이터의 근원은 의무기록이기 때문이다.

　의무기록 부서에서는 병원 운영에 필요한 통계 보고서를 매달 정기적으로 산출하여 경영진에게 보고하고 관련 부서들에게 제공한다. 매달 보고하는 통계에는 과별 환자수, 평균 재원일수, 수술 건수, 사망 건수 등의 진료내용에 대한 통계나 시설 이용에 관한 통계, 환자의 거주 지역별 통계 등이 포함된다. 또한 비슷한 규모의 병원들과 기본적인 정보들을 공유하여 이를 비교 분석한 자료도 매달 산출하여 보고한다.

이렇게 정기적으로 보고하는 통계 외에도 병원 운영에 참고할 만한 정보가 있거나 타 병원 비교자료에서 특별한 동향이 파악되면 이를 분석해서 제공하기도 한다. 예를 들어, 다른 병원에 비해 사망률이 높게 나타나 사망환자의 비율이 높은 암환자의 진료 패턴을 분석하여 보고한 적이 있었다. 주요 5대 암을 대상으로 환자가 처음 암 진단을 받고 사망하기까지의 데이터를 가지고 병원 처음 내원 시 중증도와 암 병기, 암 관련 치료 시행 패턴, 생존 기간 등을 분석하였다. 분석 결과를 근거로 초기 암환자를 늘리기 위한 입원 결정 기준 마련의 필요성과 적극적인 치료를 할 수 없는 경우에는 요양병원 등으로 진료의뢰 및 회송할 수 있는 절차의 필요성을 확인하여 보고했다. 이를 통해 의무기록 데이터 기반의 진료정보 분석 지원이 병원 운영을 위한 의사 결정에 중요한 자료로 활용된다는 것을 알 수 있었다.

진료와 의학연구에 기초자료로 활용할 수 있는 진료 통계자료도 제공한다. 임상과 요청 시, 요구 조건에 따라 통계를 산출하여 제공하는 것뿐만 아니라 5년마다 진료 통계 보고서를 발간하고 있다. 앞서 언급한 2022년도 하반기에 발간한 '25년 진료 통계 보고서'에는 다빈도 진단 통계, 다빈도 수술 통계, 원사인별 사망 통계 등 25년 동안의 진료 추이를 살펴볼 수 있는 내용이 포함되었다. 또한 함께 발간된 '25년 종양등록사업 보고서'에는 25년 동안의 암종별 발생 추이, 암 진단 및 치료 변화와 암종별 생존율 등을 확인할 수 있다. 25년간의 데이터를 수집하고 통계를 산출하는 데 많은 시간과 노력이 소요되었던 만큼 여러 용도로 의미 있게 활용되고 있다.

환자의 안전과 적정진료를 평가하는 통계자료도 지원한다. 재입원율, 치료의 합병증 발생률, 재수술률, 사망률 등을 산출하여 임상과와 적정진료를 평가하고 관리하는 부서들과 공유하여 의료의 질 향상을 위한 자료로 활용된다.

외부기관 요청에 따라 제공하는 통계자료도 있다. 보건복지부 수련병원 실태조사자료, 통계청 모성 및 영아 사망 통계, 질병관리청 급성 심정지 현황, 중앙암등록본부 암환자 발생 통계 등 국가 보건 통계자료로 활용될 수 있는 자료도 모두 의무기록 부서에서 산출하여 지원한다.

통계 산출 시 무엇보다 중요한 건 정확한 데이터로 정확한 통계자료를 산출하는 것이다. 통계의 정확성을 위해 통계 담당자는 매달 초에 퇴원 분석 코딩 담당자들이 입력한 지난달 퇴원환자의 데이터베이스를 점검한다. 에러 체크 분석 툴로 입력 데이터의 에러를 확인하여 각 코딩 담당자들에게 수정하도록 하는 데이터 정제 작업을 한다. 에러 체크 분석 툴은 각 데이터 값의 기준 정의에 따라 연계가 가능한 다른 데이터와 비교 분석하는 로직을 적용하여 입력된 데이터의 정확성을 확인하기 위한 툴이다. 기본적으로는 이전 선배들의 내공으로 개발된 툴을 익혀 이용하지만 수집하는 데이터가 변경되기도 하고 입력 데이터가 추가되기 때문에 통계 담당자는 항상 정확한 데이터 산출을 위해 에러 체크 로직을 분석하고 개선하여 적용할 수 있어야 한다.

또한 여러 용도로 사용되는 통계자료의 중요성을 깊이 인식하고 통계에 대한 충분한 지식과 분석 능력을 갖추어야 한다. 통계자료 요청

시에는 먼저 이용자의 요구를 파악하여 작성 이유와 용도, 목적 등을 검토하고 꼭 필요한 자료를 수집하여 어떠한 정보를 무엇으로부터 측정할 것인지 명확히 규정해야 한다. 그리고 분석하여 산출한 결과물을 이용자가 직관적으로 쉽게 이해할 수 있게 그래프화하거나, 표 형태로 통계 데이터나 요약 데이터 등을 표시하는 등 통계를 제공하는 형태도 고려해야 할 부분이다.

병원마다 통계지표 분석 포털과 통계 시각화 및 대시보드 개발 프로젝트 사업이 진행되어 왔다. 각 부서별로 핵심 지표들을 정해 진료 현황을 손쉽게 파악하고 위험 발생에 대해 효율적으로 모니터링할 수 있도록 지원하는 시스템이다. 이 개발 과정에서도 의무기록 부서는 진료 통계를 담당하는 부서로서 병원 진료와 관련한 주요 지표를 정의하고 통계 분석 프로세스 과정을 점검하여 개선사항을 도출하고 보완하는 데 핵심적인 역할을 하고 있다.

보건의료정보관리사는 효율적인 병원 운영에 참고해야 할 중요한 통계자료를 제공해 주어야 할 책임이 있다. 더 나아가서는 병원 내부와 외부에서 요구하는 정확한 통계자료를 제공할 수 있도록 통계의 체계를 확립하고 개발해 나가는 역할도 수행해야 할 것이다.

잘 개발된 서식이
양질의 데이터를 생성한다

병원에서 사용하는 의무기록 서식은 대부분 의무기록 부서에서 생성하여 관리한다. 양질의 의무기록 작성을 위해서는 의료법이나 기타 관련법에 명시된 기재사항이 정확하고 충분히 기록될 수 있도록 서식이 고안되어야 한다. 서식 자체가 좋지 않으면 좋은 기록이 나올 수 없다. 즉, 양질의 기록을 위한 첫 단계는 좋은 서식을 고안하여 사용하는 것이다.

의무기록 서식은 복잡한 의료서비스를 제공하는 행위만큼이나 복잡하고 다양하다. 현재 세브란스병원에 등록된 서식 종류만도 약 8,000종이 넘는다. 임상과 및 사용 부서에서 서식 개발을 신청하면 서식 담당자는 각 서식에 포함되어야 할 내용, 서식 고안의 원칙 등 실무적인 지식을 충분히 가지고 서식을 생성해야 한다. 그리고 서식 관리지침에 따라 현재 필요로 하는 정보를 얻을 수 있도록 서식이 고안되었는지를 분석하여 필요시에는 서식을 개정하고 지속적으로 관리해야 한다.

사용자가 필요한 서식을 쉽게 선택하여 기록을 작성하게 하거나 작성된 기록에서 필요한 정보를 찾아 진료나 연구용 데이터를 추출하여 활용하려면 서식이 구조화되어 있어야 한다.

세브란스병원의 경우에는 서식을 같은 종류끼리 그룹핑하여 대분류, 중분류, 소분류로 나누고 체계적으로 관리한다. 대분류는 기록지, 결과지, 법정/외부용 서식, 교육 설명자료로 분류한다. 이중 기록지의 중분류는 외래진료기록, 입원진료기록, 수술기록 등을 포함한다. 입원진료기록의 소분류는 입원기록, 경과기록, 퇴원요약 등이 있다. 소분류에서도 각 임상과별 서식으로 세분되어 분류하며 각 서식은 고유의 서식 코드로 관리된다.

또한 서식에 포함되는 항목 및 데이터 용어들도 표준화하여 분류 기준에 따라 구조화된 사전으로 구축하고 관리해야 한다. 일반적으로 사전에서 낱말의 발음, 의미, 어원 등을 설명하는 것처럼 서식의 항목 및 데이터 용어(Medical Record Item)의 의미, 용법 등과 같이 해당 데이터를 이해하기 위한 속성 정보들을 포함한다.

예를 들면 입원기록 서식에 과거력과 가족력, 추정 진단명 항목이 있다. 과거력 항목은 환자가 과거에 앓았거나 진단받아 가지고 있는 질환으로 정의할 수 있고 주로 고혈압, 당뇨병, 간염, 암, 심혈관질환 등의 데이터가 포함된다. 가족력 항목은 환자 치료에 참고할 목적으로 수집한 환자 가족들이 가지고 있는 주요한 질환명 데이터가 포함된다. 추

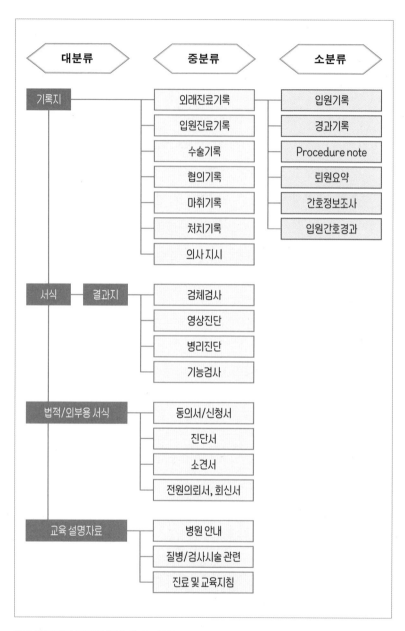

같은 종류끼리 그룹핑하여 대분류, 중분류, 소분류로 나눈 구조화된 서식

정 진단명은 입원 당시 환자의 질병 상태를 관찰한 후 내려진 예상 진단명이다.

만약 입원기록 서식에서 '유방암(Breast cancer)' 진단명이 추출되었다면 유방암이 과거력, 가족력, 추정 진단명 항목 중 어떤 항목에 포함되는 데이터 값인지 구분되어 파악이 가능해야 한다. 이렇게 모든 서식에 포함되는 데이터 항목들이 각각의 속성에 따라 체계적으로 관리되어야 추후 데이터 활용이 용이할 수 있다.

입원기록

주호소 또는 입원사유
palpable mass

현재 질병상태
34세 여환은 Rt. palpable mass를 주소로 타 병원 내원하여 시행한 초음파 bx상 Rt. Breast cancer 진단하 본원 내원함. 본원 further evaluation 결과 IDC(Invasive ductal carcinoma) c nipple involvement, Rt axilla multiple metastatic LN 소견으로, neoadjuvant chemotherapy (23.02.03~07.05) 시행 후 금번 PM(partial mastectomy) 시행 위해 입원함.

과거력
□ 고혈압
□ 당뇨
□ 결핵
■ 간염
□ 암

가족력
■ 암   Breast cancer(모, 언니)

추정진단
Breast cancer, Rt

서식 항목 및 데이터 속성에 따라 구조화하여 관리

더구나 종이 의무기록에서는 상상할 수 없었던 전산시스템의 다양한 기능 활용이 가능해져서 사용자의 요구 수준도 높아지고, 서식 생성 업무도 점점 고도화되고 있다. 전자의무기록에서는 입력된 항목값들로 계산된 수칫값을 자동 fill up한다든지, 처방 내역이나 검사 결과 등의 데이터를 서식 항목에 연계하여 작성하거나, 검사나 치료 장비와 인터페이스(interface) 된 데이터 연동으로 기록을 생성하는 등 의무기록을 좀 더 간편하게 효율적으로 작성할 수 있는 기능들이 점점 다양해졌다.

최근에는 환자가 진료받기 전에 작성하는 설문지를 모바일로 작성 가능하도록 적용하고 있다. 진료 전에 환자에게 메시지로 설문지 링크를 발송하면, 환자가 모바일에서 설문지를 작성하여 전송한다. 전송된 설문지는 환자가 진료를 받을 때 의사가 전자의무기록에서 확인할 수 있고, 필요한 데이터는 의사가 작성하는 진료기록으로 연동하여 기록 내용을 쉽게 기재할 수 있다.

과거에는 환자가 병원에 내원하면 진료 전에 종이 설문지를 작성하고, 의사는 그 종이 설문지 내용을 확인해서 진료기록에 필요한 정보를 직접 입력했다. 그리고 설문지는 스캔해서 의무기록에 포함시켰다. 이와 달리, 모바일을 이용한 진료 전 설문 작성으로 인해 환자는 병원을 방문하기 전에 미리 설문지를 작성할 수 있어 진료 대기 시간이 줄었고, 의사도 전자의무기록으로 환자가 작성한 설문지를 확인하고 필요한 정보는 바로 진료기록에 연동되고 저장되어 직접 입력해야 하는 수고를 덜었다.

서식 담당자는 단순히 사용 부서에서 요청한 대로 서식을 생성하는 것이 아니라 서식 생성의 목적과 용도를 이해하고 이에 따라 포함해야 할 서식의 항목 정의, 추후 데이터 활용성, 작성 편의를 위한 전산 기능 적용 등을 고려하여 서식을 고안하고 사용자에게 가이드해야 한다. 그러기 위해서는 의료법과 병원 규정 등 서식 고안의 원칙들을 잘 숙지하고 있어야 하고 전산시스템의 고도화된 기능들을 활용할 수 있어야 한다.

이렇게 다양한 서식을 생성하고 관리해 보면 전반적인 정보시스템의 구조와 흐름을 이해할 수 있게 되어 추후 전자의무기록시스템의 콘텐츠 개선, 정보시스템 및 프로세스 개선에 주된 역할을 할 수 있다.

체계화된 용어 마스터 관리는
표준화의 기반이다

    과거 종이 의무기록을 사용했을 때는 진단명 수술명, 처치명, 약품명 등의 용어를 의료진이 각자 사용하는 표현대로 직접 기재하는 형태였다. 반면 전자의무기록시스템에서는 의료진이 사용하는 여러 종류의 주요 용어는 미리 구축된 용어 마스터에서 검색하여 알맞은 용어를 선택하는 방법으로 입력한다.

    세브란스병원에서는 사용자 정의의 용어 마스터를 구축하여 사용하고 있다. 의사가 자연스럽게 사용하는 진단명이나 수술명을 표현하는 그대로 모아 정리하고, 이때 수집한 사용자 정의어 표현을 한국질병사인분류(KCD) 코드와 연결하여 진단명을 선택하면 자동적으로 해당 진단명의 질병분류 코드로 분류되어 사용할 수 있게 했다. 일반적으로 진단명 데이터는 KCD에 있는 질병명을 사용하면 될 것으로 기대하지만,

KCD에는 임상 의료진이 사용하는 임상용어 자체가 포함되어 있지 않다. 이는 사용된 임상용어를 범주화하고 기호를 붙임으로써 편하게 관리하도록 하기 위한 분류체계이기 때문이다. KCD 자료에서 임상 의사가 내리려는 진단명을 검색하면 알맞은 단어를 찾을 수 없어 매우 불편할 수 있다. 예를 들어 '위암(stomach cancer)'을 찾고 싶지만 KCD에는 '위의 악성 신생물(malignant neoplasm of stomach, NOS)'의 표현만이 있는 경우다.

이런 경우, 사용자가 선호하는 표현의 '위암' 용어로 'gastric cancer' 'cancer of stomach' 'stomach cancer' 등을 가능한 다양한 표현으로 상세하게 미리 용어 마스터로 정리하여 사용자 편의성을 높이고자 했다.

영문명	한글명	ICD-10	ICD-O	용어키
Adenocarcinoma, intestinal type, body	장형 선암종, 체부	C16.2	C16.2	DI034934
Carcinoma, diffuse type, body	광범형 암종, 체부	C16.2	C16.2	DI034948
Early gastric cancer, body	조기 위암, 체부	C16.2	C16.2	DI024329
Linitis plastica, body	증식성위벽염, 위의 체부	C16.2	C16.2	DI034925
Malignant neoplasm of body of stomach	위의 체부의 악성 신생물	C16.2	C16.2	DI020728
Malignant neoplasm of body of stomach, advanced	위의 체부의 악성 신생물, 진행형	C16.2	C16.2	DI045216
Malignant neoplasm of body of stomach, early	위의 체부의 악성 신생물, 조기	C16.2	C16.2	DI045215
Malignant neoplasm of body of stomach, unspecified	위의 체부의 악성 신생물, 상세불명	C16.2	C16.2	DI045217
Parietal cell carcinoma, body of stomach	벽세포 암종, 위의 체부	C16.2	C16.2	DI045218
Recurred stomach cancer, body	재발된 위암, 체부	C16.2	C16.2	DI033202
Stomach cancerr, body	위 체부 암	C16.2	C16.2	DI020729

사용자 정의의 용어 마스터 적용

환자 진료를 위해 임상 의료진이 선호하는 상세한 표현의 용어를 사용하더라도 이를 연구 활용이나 타 기관과 정보 교환 등 여러 목적으로 활용하려면 임상용어는 분류체계에 따라 구조화되고 표준화되어 있어야 한다. 이에 보건의료정보관리사는 의료진이 의무기록을 작성하고 처방할 때 필요로 하는 용어를 용어 마스터 데이터에 등록하여 사용할 수 있도록 지원하고, 임상용어들을 표준분류체계에 따라 유지하고 관리하는 역할을 한다.

용어 마스터 데이터에는 사용자 정의의 영문명(의학용어), 사용자 정의의 한글명, 한국질병사인분류 코드, 의료행위분류 코드(ICD-9-CM), 건강보험행위급여목록, 스노메드시티(SNOMED-CT)[5] 매핑 코드 등을 포함하며 용어 등록 시 일련번호 형식의 용어 코드(Term Key)가 자동 부여되어 각 용어마다 고유 번호로 관리된다. 또한 사용자 정의 표현을 스노메드시티 등과 같은 표준 용어와 매핑(mapping)하여 사용자들의 용어와 정보시스템의 용어를 연결하여 표준화를 관리한다. 이에 대해서는 다음 장의 '데이터 활용을 위한 의료정보 표준화 활동' 부분에서 좀 더 설명하겠다.

용어 마스터는 기본적으로는 진료 시 임상 의사의 의사 결정을 지원

---

5 스노메드시티(Systematized Nomenclature Of Medicine-Clinical Terms): 국제 비영리 표준개발기구인 SNOMED International에서 관리 및 배포하는 표준임상용어체계다. 임상 문서와 보고서에 사용되는 코드와 용어의 동의어 및 정의를 제공하고 체계적으로 구조화되어 전산적으로 처리 가능한 의학용어(medical term)의 집합이다. SNOMED-CT는 국제적으로 가장 포괄적이며 다중언어를 지원하는 임상 헬스케어 용어체계로 간주된다.

하는 기반으로 활용된다. 표준진료지침(CP)[6]과 관련하여 특정 진단명이 입력된 환자군을 대상으로 CP를 적용한다면, 이때 '특정 진단명'에 해당하는 한국질병사인분류 코드 또는 용어 코드를 용어 마스터에 그룹핑하여 구분하고 적용해야 시스템적으로 CP 대상을 관리할 수 있다.

그리고 최근에는 건강보험심사평가원에서 적정성 평가, 의료질 평가 등 질환군별로 지표를 정해 평가하고 있어, 임상 의사들이 진료 시에 해당 평가 대상군을 쉽게 확인하고 의사 결정을 할 수 있도록 용어 마스터에 이를 구분하고 표시하여 관리하고 있다.

또한 각 질환별 또는 수술별로 반드시 작성해야 하는 필수 기록을 관리할 때도 적용한다. 예를 들면, 법정전염병 신고 대상의 경우 해당하는 진단명을 입력하면 법정전염병 신고 대상이라는 팝업 알림과 함께 신고서를 작성하도록 한다. 고위험 시술 대상의 경우에도 해당하는 시술명을 처방 시에 입력하면 필수로 작성해야 하는 침습적 시술기록을 작성하도록 가이드하여 필수 기록 작성이 누락되지 않도록 관리하고 있다.

용어 마스터 데이터를 표준분류체계에 따라 체계적으로 관리해야 효율적인 진료 지원과 함께 데이터 활용의 기반을 마련할 수 있다. 이에 대한 역할은 보통 5년 이상의 실무 경력이 있고 표준분류체계에 대

---

6 표준진료지침(Critical Pathway): 병원에서 적정진료를 할 수 있도록 질환, 수술별 진료 순서, 치료 시점, 진료행위 등에 대해 미리 정하여 특정한 임상 상황에서 의료진과 환자의 결정을 도와주는 체계적이고 표준화된 진료지침이다.

한 이해와 역량을 갖춘 보건의료정보관리사가 맡는다. 용어를 담당하는 보건의료정보관리사는 무엇보다도 데이터 생성 단계부터 표준화된 정확한 데이터가 수집될 수 있도록 용어 마스터 데이터를 체계적으로 관리하는 것이 중요하다.

데이터 활용을 위한
의료정보 표준화 활동

현재 병원정보시스템은 병원마다 각기 다른 시스템으로 구축되어, 운영되는 데이터도 각기 다른 형태로 관리된다. 그래서 병원마다 각각 운영되는 데이터를 표준화된 형태로 통일하여 정보를 교환하고 활용하려는 노력들이 계속 진행되고 있다.

의료정보 표준은 첫 번째로 환자의 안전을 위해 필요하다. 같은 병원 내에서나 여러 의료기관 간의 진료 현장에서 의료제공자에게 표준화된 정확한 환자의 정보가 제공되어야 진단과 처방 시에 의사 결정을 지원하여 환자의 안전을 담보하고 의료의 질이 향상될 수 있다.

두 번째로 의료정보 표준은 보건의료 통계 산출과 임상연구를 지원하기 위해 필요하다. 표준화된 전자의무기록으로 생성된 정보는 개인의 건강관리부터 공중보건관리, 국가정책 분석, 임상연구자료 등에 활용될 수 있다. 특히나 최근에는 의료 빅데이터 활용에 대한 관심이 높아져 데이터 표준화의 필요성이 더욱 강조되고 있다.

물론 현재도 우리나라의 경우 진단 용어는 '한국질병사인분류'를 적용하고 수술, 처치, 검사, 약제 등 의료행위 용어는 '의료행위분류 코드'와 '건강보험행위급여목록'을 적용하고 있다. 사실 환자의 기본적인 진료나 보험금 청구와 같은 목적이라면 현재의 표준분류체계만으로도 충분할 수 있다. 하지만 방대한 의료 데이터와 다양한 형태의 데이터를 유기적으로 연결하고 활용하여 환자별 맞춤형 정밀의료를 실현하고 다기관 및 글로벌 임상연구 등에 활용하려면 데이터 표준화가 반드시 필요하다.

데이터 표준화를 위해서는 가장 먼저 임상용어를 표준화하는 것이 핵심이다. 앞서 용어 마스터 관리에서 설명한 대로, 세브란스병원은 2005년 전자의무기록 도입 시부터 임상 의료진이 표현하고자 하는 다양한 진단 용어에 국제표준임상용어체계인 스노메드시티를 매핑하여 용어 마스터에 포함했다. 하지만 그 당시 국내에서 스노메드시티 라이선스를 구매하여 사용하는 기관도 거의 손에 꼽을 정도였고, 처음 스노메드시티를 적용했을 때는 임상용어 표준체계에 대한 개념과 활용성에 대한 이해가 많이 부족하였다. 또한 스노메드시티 기반의 전자의무기록시스템 구축도 고려되지 못한 상황이라 우선은 임상 의료진이 선호하는 상세한 표현의 진단 용어에 대해서만 스노메드시티로 매핑하여 관리하는 정도였고, 활용되지는 못했다.

그러다 2018년경에 의료 빅데이터 활용에 대한 관심이 높아지면서 대형병원들을 중심으로 연구용 임상정보시스템 구축이 진행되고, 임상용어 표준화에 대한 필요성이 대두되기 시작했다. 또한 전 세계적으로 보건의료 빅데이터 활용에 대한 관심이 증가하면서 국제 공동연구를 위해 국내 대형병원들 중심으로 용어와 구조가 표준화된 공통데이터모델(CDM)[7] 도입이 증가하고 있으며, CDM의 핵심도 데이터 표준화다.

세브란스병원은 이미 표준 코드를 매핑한 용어 마스터를 관리해 왔던 터라 의무기록 부서가 주도하여 관련 실무 부서들과 함께 워킹 그룹(Working Group, 실무단)을 구성하여 구체적인 임상용어 표준화 계획을 논의하였다. 워킹 그룹을 통해 세브란스의 임상용어 표준화 및 구조화 원칙을 정하고 활용 빈도가 높은 진단, 수술, 영상검사, 과거력 서식 항목 용어부터 단계적으로 임상용어 표준화를 진행해 왔다. 이때 정부에서도 보건의료 데이터 활용을 높이기 위해 표준화와 관련한 여러 정책과 연구 사업들을 진행하기 시작했고, 2020년 6월에는 국가 단위의 스노메드시티 라이선스를 보급하여 임상용어 표준화를 적극적으로 추진하고 있다. 이에 지금은 워킹 그룹 단위가 아닌 표준화위원회를 구성하여 의료진과 실무 부서들이 함께 데이터 표준사항을 심의함으로써 데이터 활용을 위한 기반 마련을 위해 노력하고 있다.

병원 내 임상용어 표준화는 의무기록 콘텐츠와 용어 마스터 데이터

---

7 공통데이터모델(Common Data Model): 의료기관들이 보유한 다른 구조의 의료 데이터에 적용 가능한 동일한 구조와 규격의 데이터 모델을 말한다. 공통데이터모델은 동일한 분석 코드를 데이터 보유 기관에서 개별 실행하여 통합하는 분산형 공동연구를 가능하게 한다.

를 관리하는 보건의료정보관리사가 맡고 있지만 여러 분야의 다양한 임상용어들이 있기 때문에 각 분야의 전문가들과 협력하는 것도 중요하다. 약제용어는 약사가, 간호용어는 간호사가, 진단검사용어는 임상병리사가, 각 임상과별 용어는 해당 의사가 사용하는 용어에 대한 개념과 의미를 가장 잘 이해하고 있을 것이다. 보건의료정보관리사는 다양한 표준임상용어체계에 대해 이해하고 각 분야의 전문가들과 함께 협의하여, 임상용어 표준체계를 정립하고 관리 프로세스 구축에 주도적인 역할을 해야 한다.

임상연구 데이터 분석 및
정보 활용 지원

병원정보시스템과 전자의무기록시스템에는 이미 모든 데이터가 입력 단계에서부터 체계적으로 설계되어 저장 및 관리되고 있어 정보검색시스템을 통해 필요한 자료를 추출하여 이용할 수 있다. 권한이 있는 모든 사용자가 정보검색을 할 수 있지만 정보를 조직화하여 저장될 때 사용하는 분류, 색인, 메타데이터[8] 등을 검색 질의어로 사용해야 하므로 콘텐츠 관리자인 보건의료정보관리사가 대신하여 정보검색을 수행하는 경우가 대부분이다.

---

8 메타데이터(Metadata): 일련의 데이터를 정의하고 설명해 주는 데이터. 즉 어떤 데이터가 어떤 구조를 하고 있는지, 또 어디에 있는지에 대한 정보를 메타데이터라고 한다. 각 도서관의 도서 목록이 대표적인 예다.

데이터 제공을 담당하는 보건의료정보관리사는 데이터 제공 요청을 받으면 신청자가 원하는 검색 조건, 추출 항목, 신청 및 활용 사유 등을 신청서로 확인하고 정보검색시스템을 통해 분석 쿼리를 생성하여 데이터를 추출한다. 예를 들어 대장암 진단을 받고 대장절제술을 시행 받은 환자를 추출하고자 한다면, 진단 테이블에서 해당 진단명 또는 진단 코드로 검색하고 수술 테이블에서도 수술명 또는 수술 코드로 검색하여 각각의 테이블에서 검색한 데이터를 조인하여 결과를 추출한다. 간단한 예를 들었지만 이보다 더 복잡하고 다양한 추출 조건으로 데이터를 추출하는 경우가 많기 때문에, 데이터 제공 담당자는 어떤 데이터를 어떤 테이블에서 어떤 조건 및 형태로 추출해야 하는지 등 전반적인 데이터의 구조를 이해하고 분석 능력을 갖추어야 업무를 수행할 수 있다.

최근에는 방대하고 다양한 의료정보 활용에 대한 요구도가 높아 각 병원마다 연구용 임상정보시스템을 구축하여 임상연구를 지원하고 있다. 연세의료원의 경우 의료원 산하기관인 신촌, 강남, 용인 세브란스의 데이터 통합 활용에 대한 요구가 높고 효율적인 데이터 분석에 대한 수요 증가로 2018년에 세브란스 임상연구 분석포털(Severance Clinical Research Analysis Portal, SCRAP)이라는 CDW를 구축했다. 이를 구축하는 과정에서 보건의료정보관리사는 데이터 제공을 지원하는 담당자로서 사용자들이 필요로 하는 사항과 분석 기능들이 시스템에 반영될 수 있도록 의견을 개진하고 실제 운영에 관한 아이디어도 제공하며 시스템 구축에 핵심적인 역할을 수행했다. 그리고 사용자들이 직접 데이터를 추출하고 분석할 수 있도록 정기적 또는 요청 시에는 SCRAP 사용 교육을 주관하며 데이터 활용을 지원하고 있다.

과거에 비해 추출 가능한 데이터들이 방대하고 여러 형태의 데이터들을 연계하여 활용이 가능해져서 데이터 제공 업무도 상당히 복잡하고 난이도가 높아지고 있다. 이에 SQL[9] 프로그래밍 언어를 배워 효율적인 데이터베이스 관리나 데이터 검색 업무에 활용하는 것도 많은 도움이 된다. 그리고 통계에 대한 기본 개념과 R, SAS, SPSS 등 통계 분석 툴도 다룰 수 있으면 업무 역량을 더 높일 수 있다.

보건의료정보관리사는 데이터베이스, DB 시스템, 질병·수술분류, 병원 내 진료 및 재무, 행정 정보의 흐름, 의료법 및 환자의 개인정보보호 방안에 관한 지식을 가지고 병원 내 데이터 제공 업무를 수행해 왔다. 앞으로도 데이터 분석 역량을 강화하여 데이터 분류, 정리, 체계적인 콘텐츠의 조직화로 양질의 진료정보의 활용을 지원하고 데이터 활용 가치를 향상시킬 수 있는 데이터 큐레이터 역할을 수행할 수 있어야 할 것이다.

---

9 구조화된 질의 언어(Structured Query Language, SQL): 데이터베이스에서 쓰이는 언어 중에서 가장 널리 알려지고 많이 사용되고 있으며, SELECT FROM WHERE 구조로 특징지을 수 있는 관계 사상을 기초로 한 대표적 언어다. SQL은 데이터 정의, 데이터 조작, 제어 기능에 대한 명령을 모두 포함하고 있다. SQL은 데이터를 정의하는 데 쓰이는 명령문과 데이터를 삽입·삭제하는 등의 조작에 쓰이는 부분, query 명령문 부분과 그 외의 기능을 수행하는 부분들로 이루어져 있다.

(제4장)

지능정보사회,

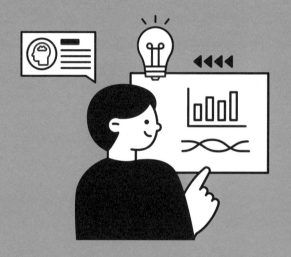

미래의 보건의료정보관리사로
발돋움하기

지능정보사회에서의
보건의료정보 관리의 중요성

정보화의 발달로 의료 환경의 혁신적인 변화와 함께 의료기관에서 사용하는 여러 정보시스템을 통해 수많은 데이터들이 발생하고 다양화되었다. 또한 의료기관 내부는 물론, 병원과 병원, 병원과 약국, 병원과 가정이 인터넷망으로 연결되면서 다양한 원천에서 방대한 데이터가 발생한다.

더구나 2020년 8월 정부의 데이터 경제 정책 추진을 뒷받침하기 위해 데이터 3법[10]이 시행되었다. 이를 통해 정부와 공공기관에 저장된 데

---

10 데이터 3법(데이터 규제 완화 3법)은 빅데이터 산업 육성을 위해 데이터 이용에 따른 규제를 푸는 법으로서 개인정보보호법, 정보통신망법, 신용정보보호법으로 이루어져 있다. 개인정보보호법은 가명 정보 데이터를 제품·서비스 개발에 활용하고 개인정보 관리 감독 기능을 하는 개인정보보호위원회를 일원화하는 데 초점을 맞춘다. 정보통신망법은 온라인상 개인정보보호 규제·감독 권한을 개인정보보호위원회로 변경하는 법이다. 신용정보보호법은 금융 분야 가명 정보를 빅데이터 분석·이용에 활용할 수 있도록 하고 가명 정보 주체의 동의 없이 정보의 이용 및 제공을 허용하는 내용이다.

이터 이용이 가능하여 민간 보건의료와 공공 영역별 데이터 간의 통합을 통한 전 국민 대상의 풍부한 데이터 자원 확보가 가능해졌다. 데이터 3법 제정 기반에 따라 인공지능(AI), 인터넷 기반 정보통신 자원 통합(클라우드), 사물인터넷(IoT) 등 4차 산업혁명의 주요 기술도 광범위하게 개발 및 활용되고 있다.

이러한 지능정보사회[11] 흐름에 따라, 의료계에서도 빅데이터를 효율적으로 처리하고 관리하기 위한 시스템 구축이 진행되고 있다. 기존에 정형화되어 있는 의료 데이터를 분석하여 얻는 정보에 비정형 의료 데이터를 추가하여 새로운 정보를 도출하기 위한 빅데이터 플랫폼 구축도 시도하고 있다. 또한 의료산업이나 보건, 특히 의료계에서 인공지능 기술이 효과적으로 응용되고 있다. 최근에 임상연구의 주제도 빅데이터를 활용한 진단 예측 등의 AI 분석 모델 개발 연구에 대한 내용들이 많아졌다.

이렇게 데이터양이 폭발적으로 늘어나고 데이터 활용에 대한 수요가 증가하면서 데이터 처리, 분석, 관리의 중요성 또한 부각되었다.

빅데이터를 다양한 업무에 활용하려면 누군가는 데이터를 정리해야 하고, 데이터를 가공하는 프로세스를 만들어야 하며, 새로운 데이터 규칙을 정의해 동기화하고 데이터의 생명 주기를 관리해야 한다. 이와 같은 데이터 자산을 관리하는 일련의 업무를 '데이터 거버넌스(Data

---

11 지능정보사회: 고도화된 정보통신기술 인프라를 통해 생성, 수집, 축적된 데이터와 인공지능이 결합한 지능정보기술이 경제, 사회, 삶 모든 분야에 보편적으로 활용됨으로써 새로운 가치가 창출되고 발전하는 사회.

Governance)'라고 한다.

데이터 거버넌스의 목적은 데이터의 정확성, 신뢰성, 안전성을 위해 관련 법률과 규정을 준수하도록 관리하는 것으로 주요 활동은 다음과 같다.

- **데이터 품질관리:** 데이터의 정확성, 완전성, 일관성, 적시성 보장
- **데이터 개인정보보호 및 보안:** 민감한 데이터를 무단 액세스, 사용 또는 공개로부터 보호
- **데이터 생명 주기 관리:** 보존 정책 및 데이터 생성부터 폐기까지 데이터 관리
- **데이터 표준 및 정책:** 데이터 분류, 메타데이터, 데이터 사용에 대한 표준 개발, 시행
- **데이터 소유권 및 책임:** 데이터 관리에 대한 역할과 책임 정의
- **데이터 거버넌스 프레임워크:** 데이터 관리를 지원하는 정책, 절차 및 도구 등의 개발

병원들도 데이터 거버넌스의 필요성이 대두되면서 데이터 활용 지원을 위한 조직체계 구축이 추진되고 있다. 병원에서 데이터 통합 시스템 구축과 데이터 처리 및 활용을 지원하고 관리하는 부서로는 대표적으로 IT 부서와 의무기록 부서라고 할 수 있다. 대부분의 병원들이 이 부서들을 중심으로 데이터 거버넌스를 위한 조직 체계를 구축하고 있다.

세브란스병원도 2020년에 데이터 거버넌스를 위한 실무 부서로 IT 부서의 전산원, 의무기록 부서의 보건의료정보관리사 등으로 구성된 데이터 서비스센터를 신설하였다. 데이터 서비스센터를 중심으로 데이터 관리 정책, 프로세스, 표준 및 지침 수립과 데이터 활용 지원이 진행되고 있다.

최근에는 빅데이터에서 사용가치가 있는 정보만을 분석하여 활용하는 시기로 전환되고 있다. 또한 빅데이터와 인공지능, IoT, 스마트 헬스케어 등의 기술과 함께 융합되어 시너지 효과를 창출한다. 즉, 지능정보사회에서는 다양하고 거대한 데이터들 속에서 의미를 찾아 빠르게 현상을 이해하고 예측하며 인사이트(통찰력)를 도출하여 활용하고 새로운 가치를 창출하는 것이 핵심 과제다.

이번 장에서는 지능정보사회에서 보건의료정보관리사의 업무 변화와 역할에 대해 살펴보고 어떤 준비가 필요한지 이야기해 보려 한다.

HIM의 업무 변화,
어떤 역할을 해야 할까?

2000년도만 해도(입사했을 당시) 종이 의무기록을 사용했기에 의무기록 부서 사무실은 곳곳에 차트가 빼곡히 꽂혀 있는 모습이었다. 업무형태도 마치 도서관의 도서 관리와 같이 종이 의무기록을 대출·반납 관리하는 업무가 많았고, 의무기록 부서에서 환자의 진료정보를 수집하고 분석하여 질병 및 수술분류 코딩을 해야만 자료 검색과 정보 제공이 가능했다.

정보기술의 발달로 2005년에 종이 의무기록에서 전자의무기록으로 대전환하는 큰 변화를 겪었다. 그 당시만 해도 완전한 전자의무기록으로 과연 바뀔 수 있을까 하는 의구심이 들 정도로 의사들 중에는 전자의무기록 사용을 거부하고 종이 의무기록에 수기로 작성하는 것을 고수하는 분들도 있었다. 그리고 종이 의무기록이 없어지면 의무기록 부서도 축소되어 조직 개편이 될 수 있다는 소문에 막연한 불안감을 가질 정도로 혼란스러운 시기였다.

하지만 걱정과는 다르게 이런 혼란의 시기도 2~3년 정도 지난 후에는 어느 정도 안정화되었고, 정보관리기술도 발전하면서 의무기록 정보를 수집하고 관리, 분석하여 제공하는 정보관리 방법도 과거에는 상상하지도 못했던 환경으로 바뀌었다.

종이 서식에 수기로 기재하는 방식에서 전자 서식에 입력하는 형태로 변경되어 기록에 포함되는 환자 진료정보들은 모두 구조화된 형태로 데이터베이스에 저장되었다. 특히 진단명, 수술명, 처치명, 약물명 등은 처방 코드 및 표준분류체계에 따라 마스터화하여 기록 작성 시 마스터에서 검색하여 입력하고 저장하게 함으로써 정형화된 데이터 형태로 데이터베이스에 쌓여 자료 검색이 손쉬워졌다. 이에 보건의료정보관리사 업무도 종이 의무기록의 물리적 관리에서 전자의무기록의 콘텐츠 관리로 변화하였다. 즉, 진단명 및 수술명 등의 수기 텍스트 기재에서 임상용어의 마스터화로 의무기록 작성 시부터 구조화된 데이터로 생성되어 데이터베이스에 저장되도록 관리하고, 이를 분석하여 제공하는 업무 형태로 변화하였다.

정보화를 거치면서 대부분의 의료기관이 전자의무기록을 사용하게 되었고, 이에 따라 이용 가능한 방대한 양의 데이터가 축적되면서 데이터 활용에 대한 요구도가 폭발적으로 증가하였다. 게다가 2015년경에 IBM의 왓슨, 이세돌과 알파고의 대결 등으로 빅데이터, 인공지능 등 4차 산업혁명에 대한 관심이 높아지면서 의료계에서도 AI 기술을 적용한 빅데이터 활용 연구들이 많아지기 시작했다. 또한 정부에서도 의료 데이터 중심 병원 지원사업 등을 통해 임상 빅데이터 활용과 공동연구 활성화 지원, 데이터 활용 기반의 의료기술 개발 등을 지원하고 있다.

이런 변화에 따라 앞서 설명한 대로 데이터 관리와 활용을 위한 데이터 거버넌스의 필요성이 대두되면서 다시 한번 의무기록 부서, 보건의료정보관리사의 역할과 업무에 변화를 겪고 있다.

기존의 데이터 관리는 의무기록 부서에서 업무 시스템을 통해 데이터를 추출하여 정형적인 데이터를 분석하여 보고하거나 제공하는 정도였지만, 빅데이터 시대에는 다양한 채널을 통해 실시간으로 쏟아지는 엄청난 데이터와 정형화된 데이터를 넘어 반정형, 비정형 데이터들이 쌓이고 있다. 이렇게 쌓인 방대한 데이터와 콘텐츠는 다양한 정보통신기술과 융복합되어 시너지 효과 창출이 요구되고 있다. 따라서 기존의 특정 부서나 프로젝트 단위만의 데이터 관리체계로는 활용상의 문제를 해결하기 어려워졌고, 데이터 활용 지원에도 한계가 있다.

이에 IT 부서와 의무기록 부서의 조직 통합이 거론되고 실제로 조직이 통합된 병원들도 있다. 세브란스병원의 경우에는 조직 통합은 아니지만 최근에 IT 부서들과 같은 공간에서 업무를 하며 정기협의체를 구성하여 협업체계를 이루고 있다. 또한 과거에는 병원의 보건의료정보관리사는 의무기록 부서에서만 일을 했고 당연히 그래야만 한다고 생각했으나 요즘은 IT, 정보보안, 연구 지원, 기획 등 다양한 부서에서 다른 직종들과 함께 일하는 경우도 늘어났다. 특히 IT와 함께 팀을 이루고 관련 부서들과도 협업하는 체계가 이제는 선택이 아닌 필수가 되었다. 다만 실제 타 직종, 타 부서들과 팀을 이뤄 일을 하는 과정에서 서로의 역할과 업무를 이해하고 협업하는 것이 쉽지만은 않다는 것, 많은 노력이 필요하다는 것을 경험하고 있다.

정보기술의 발전으로 정보관리의 실무적 기능은 변화되었지만 데이터 관리와 활용 지원 업무는 근본적으로 보건의료정보관리사의 업무이자 역할이다. 앞으로도 보건의료정보관리사는 보건의료정보 인프라 구축에 핵심적인 역할로 참여해야 하며, 의료정보기술 리더십(Health Information Technology leadership)의 일원으로서 활동해야 한다. 또한 조직 내의 정보시스템으로 입력, 처리, 생산, 이용되는 정보와 데이터 거버넌스에 참여해야 한다.

이렇게 다양화된 역할을 수행하기 위해서는 정보기술을 통해 정보가 어떻게 생성되고 획득되며 송수신되는지, 데이터를 어떤 구조로 조직하여 저장하고 검색하고 활용할 것인지, 이 과정에서 프라이버시 보호와 정보보안은 어떻게 보장할 것인지에 대한 전문가적 견해와 실행력을 갖춰야 한다. 또한 역량 강화와 함께 무엇보다 다양한 분야의 전문가들과 긴밀한 협업도 필수다.

정보관리의 전문가로서 양질의 데이터 확보와 체계적인 데이터 관리, 데이터 활용 지원을 통해 조직의 다양한 가치를 창출하는 데 핵심적인 역할을 수행해야 할 것이다.

의료정보기술 기반의
활용 지원 활동

디지털 기술의 발전으로 의료 분야에서도 정보통신기술(Information
& Communication Technology, ICT)이 적용되는 분야가 증가하면서 큰 변화
가 일고 있다. 정부에서도 스마트병원 선도모델 지원사업[12], 의료 데이
터 중심병원 지원사업[13] 등도 추진하고 있어 의료기관들의 혁신적인 변
화에 영향을 주고 있다.

병원들이 정부의 추진 사업에 참여하면서 디지털 전환이 더 가속화

---

12 스마트병원 선도모델 지원사업: 정보통신기술을 의료에 활용해 환자의 안전을 강화하고 의료의 질을
    높일 수 있는 스마트병원 선도모델을 개발하고 이를 검증, 확산하는 사업.
13 의료 데이터 중심병원 지원사업: 임상 빅데이터 활용 및 공동연구 활성화를 위해 임상 현장에서 누적
    된 의료 데이터를 활용해 데이터 기반 의료기술 연구 및 신약·의료기기·인공지능 개발을 지원하고, 의
    료기관 자체 연구 역량 및 데이터 활용 기반을 지원함으로써 자생력을 갖춘 의료 데이터 연구 기반 구
    축 추진을 위해 진행하는 연구사업.

되고, 코로나19의 대유행으로 비대면 서비스에 대한 요구도 높아지면서 스마트폰, 모바일 앱 등을 활용한 여러 서비스들도 적용되었다. 진료 전 모바일 설문 앱 개발로 진료 대기 시간을 단축하거나 환자에게 교육 및 설명 동영상을 모바일로 발송하여 환자의 이해도와 만족도를 향상시킨 사례, 온라인 의무기록 사본 발급으로 비대면 서비스를 강화한 경우 등 진료의 편의성을 높이고 진료 서비스의 질 향상을 위해 ICT 기술을 접목하여 말 그대로 '스마트한' 병원으로 변화하고 있다. 또한 의료 데이터 중심병원 지원사업으로 각 병원들의 데이터 활용 지원과 연구 기반 구축도 활발히 진행되고 있다.

보건의료정보관리사는 이러한 디지털 구축 사업과 데이터 활용 지원 사업들에 핵심적인 역할로 참여하며 실제 여러 지원 활동을 통해 가시적인 성과를 보이고 있다. 좀 더 자세히 살펴보자.

연구용 임상정보시스템 구축 참여

앞서, 방대하고 다양한 데이터 활용에 대한 요구가 높아짐에 따라 연구용 임상정보시스템을 구축하여 임상연구를 지원하는 병원들이 늘고 있으며 세브란스병원도 2018년에 차세대 CDW인 SCRAP 구축이 진행되었다고 했다.

차세대 CDW 구축을 위해 TFT(Task Force Team)가 구성되었고 의무기록팀은 데이터 제공 담당 부서로서 참여하였다. 데이터 제공 업무를 하면서 의료진들의 요구에 충족하지 못했던 부분들을 분석하여 사용자의 요구사항이 개발에 반영될 수 있도록 하는 게 우리의 주된 역할이다. 이를 위해서는 시스템 설계 단계부터 참여해야 한다. 데이터 추출에 필요한 테이블 구성과 각 테이블의 항목 정의, 효율적인 데이터 추출에 필요한 기능들을 정의하고, 사용자들도 직접 데이터 추출을 쉽게 할 수 있도록 직관적인 화면 구상도 요구해야 한다.

데이터 추출에 필요한 기능이나 화면 구상에 대한 아이디어를 내고 요구사항이 개발에 반영되게 하려면, 우선 다양한 분석 툴을 사용해 보고 비교해 봐야 한다. 나는 주로 많이 쓰는 오픈 소스 분석 툴을 사용해 보면서 아이디어를 냈다. 최근에는 누구나 쉽게 데이터를 추출할 수 있게 드래그 앤드 드롭(Drag&Drop, 끌어서 놓기) 방식과 데이터 검색 흐름(search flow) 제공 등 직관적인 유저 인터페이스(User Interface, UI)로 개발되는 추세라 검색 흐름을 확인하면서 검색 조건을 쉽게 선택하고 연동할 수 있는 직관적 UI로 아이디어를 제시하여 개발에 반영되었다(이것으로 기술 특허 등록 시 공동 발명자로 명단에 올랐다. "특허 출원: 의료데이터 추출 및 분석 장치, 방법 및 프로그램, 10-2021-0139316").

시스템 설계와 개발이 완료되면 실제 데이터를 추출해 보고, 조건에 맞는 데이터가 제대로 추출되는지 검증하는 과정도 매우 중요하다. 이는 여러 시나리오를 만들어 각 단계마다 조건에 맞는 데이터가 추출되는지 분석하는 단계로, 이 과정에서도 내가 아는 만큼 검증할 수 있기 때문에 꾸준히 데이터 분석 역량을 키워야 한다.

과거에는 의료진들이 데이터 추출 담당자를 통해 임상연구에 필요한 데이터를 제공받는 경우가 대부분이었으나 CDW 구축을 통해 사용 권한이 있는 사용자들은 직접 데이터를 추출하여 활용하는 경우가 늘고 있다. 이를 위해 보건의료정보관리사는 사용 매뉴얼을 제작하고 정기적으로 사용자 교육도 시행하며 데이터 활용을 지원하고 있다.

표준화 활동-AI를 활용한 임상용어 표준화

'데이터 활용을 위한 의료정보 표준화 활동'에서 설명한 대로, 빅데이터 활용에 대한 관심이 증가하면서 국제적 다기관 공동연구를 위한 공통데이터모델(CDM) 도입으로 데이터 활용 지원을 위한 표준화 활동이 활성화되었다.

의료진과 의무기록팀 등 실무 부서로 구성한 표준화위원회를 발족하여 데이터 표준사항을 심의하고 데이터 표준화에 기반한 데이터 활용 지원을 논의하고 있다. 특히, 국제 공동연구를 위한 CDM 활용 지원을 위해 임상용어 표준화를 활발히 진행하고 있다.

여러 분야의 다양한 임상용어가 있기 때문에 각 분야의 전문가들과 협력하여 국제 기준에 맞춰 표준화를 진행한다. 진단명, 수술명, 검사명 등은 보건의료정보관리사가 담당하고, 약제 용어는 약사가, 간호 용어는 간호사가, 진단검사용어는 임상병리사가 표준코드를 매핑하고 이를 표준화위원회에서 심의하여 표준화된 데이터를 활용할 수 있도록 지원하고 있다.

하지만 임상용어 표준화를 진행하면서 가장 어려운 부분은, 수만 건의 임상용어를 모두 일일이 표준 코드를 매핑하기에 시간과 인력이 소요되는 것이다. 의무기록팀에서 관리하는 임상용어 중 진단명, 수술명 등은 과거부터 스노메드시티로 표준 코드를 매핑하여 어느 정도 진행되었으나 검사명의 경우에는 표준 코드 매핑을 진행하지 못해 상당히 많은 건을 처리해야 했다. 이 과정에서 우리 의무기록팀의 허수경 용어 담당자가 딥러닝 기반의 자연어 처리 BERT[14] 모델을 활용해서 검사명의 표준 코드 자동 매핑 알고리즘을 개발하여 작업 대상의 80% 이상을 처리했다. 물론 자연어 처리를 통해 표준 코드를 매핑한 건들은 검증하는 과정이 필요하지만 이를 통해 업무 시간을 상당히 줄일 수 있어 업무 효율이 향상되었다. 또한 허수경 직원은 본인이 개발한 자연어 처리 매핑 알고리즘을 SNOMED-CT International에 논문 투고하여 2022년 9월 포르투갈에서 열린 SNOMED-CT International Expo에 구두 발표로 선정되는 큰 성과도 이루었다. 허수경 직원은 인공지능 대학원을 다닐 정도로 이쪽 분야에 관심이 많고 항상 새로운 분석 기술을 배워 업무에 활용해 보려는 적극성과 능력을 갖추었다. 앞으로도 활약이 기대되는 정말 자랑스러운 직원이다.

올해 2023년 초에는 표준용어를 좀 더 체계적으로 관리하고 데이

---

14 BERT(Bidirectional Encoder Representations from Transformers): 2018년에 구글에서 공개한 인공지능 언어 모델로, 사전 훈련된 기술로 다양한 자연어 처리(Natural Language Processing, NLP)를 수행하는 알고리즘이다.

터 활용에 연계될 수 있도록 표준용어 관리 시스템도 구축하였다. 이 표준용어 관리 시스템을 통해 임상용어 표준 코드 매핑과 업데이트를 지속적으로 관리할 수 있게 되었고 표준화된 임상용어는 실제 CDW, CDM 등에 연계하여 활용될 수 있도록 적용되었다.

암 정밀의료 플랫폼 구축 참여-
데이터 QC 모듈 개발 및 종양등록 데이터 연계 활용 지원

연구용 임상정보시스템 구축에 이어 공통데이터모델, 암 정밀의료 DB인 YCDL(Yonsei Cancer Data library) 등 원내 데이터를 하나의 플랫폼으로 모은 데이터레이크(Data Lake)[15] 기반의 의료 빅데이터 플랫폼 '세브란스 데이터 포털'이 올해 2023년 5월에 구축되었다. 이를 통해 암 등 각종 질병의 진단, 검사 결과와 치료 과정 등 의료 빅데이터를 자유롭게 검색하고 종합적으로 분석하여 활용할 수 있는 환경이 마련되었다.

특히, 암 정밀의료 플랫폼 구축을 통해 임상의에게 유전체 분석 정보를 포함한 정제된 양질의 암 통합 분석 데이터를 제공하여 환자 개인에 맞는 최적의 정밀 의료서비스 제공이 가능해질 것으로 보인다.

---

15 데이터레이크: 정형, 반정형 및 비정형 데이터를 비롯한 가공되지 않은 모든 종류의 데이터를 저장, 처리, 보호하기 위한 중앙 집중식 저장소다. 데이터레이크는 크기 제한 없이 다양한 데이터를 기본 형식으로 저장하고 분석할 수 있어 활용도가 높고 빅데이터를 효율적으로 분석하고 관리하는 데 목적을 두고 있다.

암 정밀의료 플랫폼 구축을 위해 우선 10개 암종을 대상으로 데이터베이스 구축이 진행되었고, 의무기록팀 종양등록 담당자가 1년여 동안 해당 사업에 참여하여 암 데이터의 품질관리(Quality Control, QC) 모듈 개발 지원과 종양등록 데이터와 연계하는 프로그램 개발을 함께 진행했다.

먼저, 데이터의 품질관리는 데이터 활용 시 정확하고 신뢰할 수 있는 분석 결과를 얻기 위해 반드시 필요한 프로세스이며 데이터 품질은 분석 결과와 의사 결정에 영향을 미칠 수 있는 결정적인 요소다. 빅데이터 시대에는 다양한 소스와 다양한 형식의 데이터로 인해 데이터 품질이 문제가 될 수 있기 때문에 방대한 데이터의 품질을 관리하려면 QC 시스템을 갖추어 지속적으로 데이터의 질을 유지하고 관리해야 한다. 이를 위해 암종별 데이터에서 품질관리 대상과 지표를 정의하고 데이터 체크 로직 룰을 적용하여 데이터 질을 검증하는 모듈을 개발하였다. 예를 들면, 특정 컬럼의 값의 길이가 사전 정의된 범위 내에 있는지, 숫자 값은 적절한 범위인지, 누락 값의 널(null) 처리는 기준에 따르는지, 값이 특정 패턴 정의에 따르는지 등 기본적인 항목부터 각 데이터의 중요도에 따라 질관리 기준을 정의해 관리한다. 이렇게 개발된 데이터 QC 모듈도 추출 데이터와 원본 데이터와의 오류 검증을 통해 수정하고 보완하는 등 지속적인 관리가 필요하다.

다음은 암 정밀의료 DB인 YCDL과 종양등록 데이터와의 연계 프로그램 개발이다. 앞서 2장에서 소개한 대로 의무기록팀에서는 암관리법에 따라 암환자의 최초 암등록 정보를 수집, 분석하고 암종별 생존율 분석 등 연구 지원을 위해 암환자 추적 정보도 관리하고 있다. 종양 등록 데이터에는 암 초진 날짜, 암의 원발 부위, 조직학적 정보, 암 병기(stage), 전이 여부 및 전이 부위, 치료 정보(수술. 항암. 방사선. 약물), 치료 결과(생존. 사망 여부), 타 병원 진단 및 치료 정보 등 종양등록 담당자들이 의무기록을 분석하여 수집한 주요 정보들이 포함되어 있다. 이번에 구축된 YCDL에는 암환자의 진단부터 치료 일련의 과정에서 발생한 임상 정보와 함께 유전체 정보, 암종별 특이사항이 고려된 변수 적용 등 방대한 데이터가 포함되었다.

이에 따라 YCDL과 종양등록 데이터를 연계하여 YCDL에서 수집되는 항목을 종양등록 해당 항목으로 연계하여 종양등록 데이터 수집 시 쉽게 확인 및 저장되게 하였고, 반대로 종양등록 담당자가 의무기록 분석 시 직접 확인한 정보가 YCDL에 수정되고 업데이트되도록 반영하였다. 이 순환 사이클을 통해 종양등록 담당자의 업무 효율성을 높이고 YCDL 데이터에도 종양등록 데이터가 반영되어 활용될 수 있도록 하였다.

의료 빅데이터의 품질관리와 연구 활용을 위한 데이터 연계 지원은 업무의 형태가 변화되었을 뿐 기존에도 보건의료정보관리사가 수행해 오던 업무 내용과 동일하다. 기존에는 퇴원환자의 의무기록 데이터만을 직접 리뷰하여 질관리를 하고 분석한 주요 정보의 데이터베이스를 생성하여 이를 통해 자료를 제공하는 형태였다면, 앞으로는 다양하고 방대한 데이터의 질관리를 위해 데이터 QC 로직을 적용하여 관리하고 여러 데이터들을 연계하고 통합하여 활용할 수 있게 지원하는 형태로 변화되는 것이다. 아직은 업무적으로 과도기적 상황이지만 이런 업무의 변화에 어떠한 방법으로 어떤 준비를 할지 많은 고민과 노력이 필요할 것으로 보인다.

업무자동화솔루션 적용으로 업무 효율성 향상

업무자동화솔루션(Robotic Process Automation, RPA)은 사람이 수행하던 정형화된 업무를 봇(bot)이 대신 처리하도록 자동화하는 솔루션이다. 봇에게 사용자의 동작을 학습시켜 봇이 학습된 동작을 그대로 모방하여 일을 수행하는 것으로 단순하고 반복적인 업무에 활용할 수 있다.

2020년쯤 몇몇 병원들에서 RPA를 도입하여 원무팀의 병상 배정 자동화를 적용하면서 관심이 높아졌고, 개발 업체의 설명회를 듣고 우리 팀 업무에도 적용해 볼 수 있을 것 같았다. 그 당시 한참 업무 개선을 위해 요청한 전산 개발이 지연되어 수작업의 반복적인 업무로 고민이 많을 때였다. RPA 설명회를 듣고 개발업체의 프로모션 기간으로 기회가 되어 RPA 기술 검증(Proof of Concept, PoC)에 자발적으로 참여 신청하여 업무에 적용하였다.

우선은 재원 점검 업무를 대상으로 PoC를 진행하였다. 매일 업무를 시작하면서 재원 점검할 대상을 추출 쿼리로 생성하고 이를 각 업무 담당자별로 분배하여 진행했는데, 이를 수행하는 데 약 1시간 정도 소요됐었다. 이를 RPA로 적용하여 근무 시작 전에 자동으로 재원 점검 목록을 리스트업하여 각 업무 담당자별로 업무를 배정하고 기본적으로 입력해야 할 정보도 자동 입력되도록 했다. 시간적으로 오래 걸리는 업무는 아니지만 쿼리 생성을 일일이 수작업으로 돌리고 업무를 분배하는 과정이 정형화되고 단순 반복적인 일이라 RPA로 대신 수행하도록 자동화하여 업무를 효율적으로 할 수 있었다.

RPA 적용을 다른 업무로도 확대하고 적용 프로세스나 조건을 변경하는 등 RPA를 제대로 관리하려면 자바스크립트(JavaScript)[16] 프로그래밍 언어를 이해하고 이를 활용할 수 있어야 한다. PoC에 참여했던 우리 부서의 재원 점검 담당을 맡고 있는 임재희 직원이 자바스크립트 프로그래밍 언어를 스스로 공부하여 개발 업체에서 개발하는 모든 과정을 직접 쿼리로 생성하고 설계하여 RPA를 다른 업무에도 확대할 수 있었다. 예를 들면 누락기록이나 미비기록을 모니터링하여 미비기록 입력을 자동 실행하거나, 정기적 또는 수시로 미비기록에 대해 통계를 산출하여 이메일이나 SMS로 자동 발송하는 업무에도 RPA를 적용하였다. 이를 통해 매일 반복되는 수작업 업무와 의무기록의 양적 기록 점검 업무를 줄여 담당자들이 데이터 질관리 업무에 좀 더 집중하고 근무 시간을 효율적으로 사용할 수 있게 되어 직원들의 만족도도 매우 향상되었다.

또한 앞으로는 진료 통계 산출 시 데이터 오류 점검이나 데이터 정

---

16 자바스크립트는 웹 페이지를 만들고 다양하고 복잡한 기능을 구현할 수 있도록 하는 스크립트 언어 또는 프로그래밍 언어다.

제 작업 등 기초적인 작업도 RPA로 적용해 볼 계획이다. 병원 내 몇 개의 부서들이 RPA를 업무에 적용하고 있지만 의무기록팀에서만 RPA 쿼리를 직접 설계하고 관리하고 있다. 이것으로 병원 내 QI(Quality Improvement) 종합학술대회에서 '업무 자동화를 통한 업무 효율 증대'로 수상하였고 임재희 직원은 RPA 구축에 주도적인 역할을 수행하여 모범 직원상도 수상하였다.

보건의료 빅데이터 분석 전문가가 되기 위해 어떤 준비를 해야 할까?

　보건의료정보관리사는 보건의료 원천 데이터인 의무기록과 의료정보의 품질 및 안전한 이용 관리와 2차 이용을 위한 데이터베이스를 생성하고 관리한다. 또한 국제표준 진단 및 의료행위 분류와 의료정보를 분석하여 통계, 지표 생성, 데이터 활용 지원을 통해 의료서비스의 질 향상과 환자의 안전을 도모하는 것을 주요 목적으로 한다.

　이러한 정보관리는 과거 종이기록 시대에도 있었고 현재 디지털 정보 시대에도 동일하게 적용된다. 하지만 정보기술의 발전으로 정보관리의 실무적인 기능은 놀랄 만큼 달라졌다. 과거 종이 의무기록에서 전자의무기록으로 대전환되면서 정보관리 분야의 역할과 기능에 큰 변화를 겪은 것과 같이 빅데이터 시대에 다양한 정보 요구를 지원하기 위해서 보건의료정보관리사의 역할이 변모해야 하는 도전을 받고 있다. 이러한 변화에 따라 (물론 현재도 수행하고 있는 부분도 있지만) 앞으로 요구될 보건의료 분야의 빅데이터 분석 전문가, 데이터 큐레이터가 되기 위해서는 다음의 준비가 필요할 것으로 보인다.

우선 보건의료정보관리사의 기본 업무인 의무기록 및 의료정보의 질관리와 국제표준용어 및 분류체계에 대한 실무 지식과 함께 이에 대한 업무 경험이 쌓여야 한다. 이를 통해 진료 과정에서 발생하는 다양하고 방대한 데이터의 라이프 사이클(생성, 이용, 저장, 보관, 파기 등)과 데이터 특성에 대한 이해가 필수다. 또한 전자의무기록 개발 및 설계, 정보관리시스템 구축 참여, 데이터베이스 간 연계 및 데이터 통합 등의 업무를 수행하기 때문에 전산학을 공부하고, 데이터베이스에 대한 지식과 임상의료 분야 전반에 대한 지식과 진료정보의 흐름을 알아야 데이터 큐레이터로서의 기본적인 요건을 갖추게 된다.

이를 바탕으로 데이터 분석 및 활용 지원을 수행하려면 데이터 분석 도구와 방법을 숙지하고 다루는 능력이 필요하다. SAS, SPSS와 같은 통계 분석 툴, 태블로(Tableau), 파워비아이(Power BI)와 같은 데이터 시각화 도구뿐만 아니라 최근에는 빅데이터 활용과 인공지능 기술 응용에 대한 요구도가 높아 SQL(Structured Query Language), 파이썬(Python), R과 같은 프로그래밍 언어에 대한 지식도 필요하다. 이쪽 분야의 전공자와 같이 직접 개발은 어렵더라도 프로그래밍 언어에 대해 어느 정도의 이해가 있어야 분석 시스템 구축이나 설계 시에 참여해서 소통하며 데이터 분석 검증을 할 수 있고, 짜인 코딩을 응용하여 업무에 활용하거나 데이터 추출의 오류를 확인하고 코딩을 수정하며 관리할 수 있다. 이런 데이터 분석 및 코딩 능력도 단시간에 배워 갖추기는 어렵기에 업무를 수행하면서 관심을 가지고 꾸준히 배워 나가야 한다.

그리고 빅데이터 분석과 활용 지원 업무는 어느 부서에서만, 어느 한 직종이 모두 수행하기는 어렵다. 보건의료정보 분야 자체가 융합 학문이기 때문에 의학, 간호학, IT, 통계, 보건의료정보관리 등 여러 분야의 전문가들이 함께 협력하며 업무를 수행해야 시너지 효과를 낼 수 있기 때문에 소통과 협업을 위한 노력도 필수다.

무엇보다도 빅데이터, 인공지능 활용과 관련한 트렌드에 관심을 가지고 지속적으로 이해도를 높이기 위한 노력이 중요하다. 요즘 매일매일 새로운 AI 기술이 나오고 올해 초에는 ChatGPT도 접해 보면서 빠른 변화에 놀라움을 금치 못하고 있다. ChatGPT는 기존의 AI와는 또 다른 혁신적인 변화다. 정해진 답변이 아니라 인공지능 기술인 언어 모델링을 사용해 스스로 답변을 만들고, 원하는 대로 콘텐츠를 만들어 내는 마법 같은 생성형 AI로서 인간의 뇌 구조를 닮은 초거대 AI이다. 최근 여러 학회에서도 OpenAI, ChatGPT가 핫이슈이고, 이를 어떻게 보건의료정보 분야에 활용할 수 있을지 본격적으로 논의되고 있다. 우리 병원의 의무기록위원회에서도 ChatGPT를 활용해 의무기록 작성 및 활용을 효율적으로 할 수 있는 방안에 대한 의견도 나오고 있어 앞으로 여러 부분에 영향을 미칠 것으로 보인다. 이에 대한 관심과 이해를 가지고 업무에 적용하거나 지원할 수 있는 방안에 대해 고민하는 노력을 통해 변화에 빠르게 대처할 준비를 지속적으로 해야 할 것이다.

보건의료 빅데이터 전문가가 되기 위해서는 어떤 준비가 필요하기

보다는 '기본에 충실하고 업무의 변화에 꾸준한 관심과 노력을 통해 직접 실행해 보는 것'이 중요하다고 생각한다.

보건의료정보관리사의
미래와 전망

　　정보기술이 발달하고 보건의료산업이 복잡해짐에 따라 보건의료정
보관리사의 역할이 보건의료산업 전반으로 확대되고 있다.

　　미국, 캐나다 등 선진국은 2000년대 초반부터 의무기록사의 명칭을
HIM으로 개정하고, HIM 국제표준 교육과정과 평생학습 경로를 개
발하여 4차 산업혁명 시대의 우수한 인재를 양성하는 체계를 구축하였
다. 또한 고부가가치 산업인 빅데이터, 인공지능, 정밀의료 분야에서
수준 높은 전문가인 융합형 인재양성이 필요함에 따라 HIM, HI(Health
Informatics), HICT(Health Information and Communications Technologies) 분야의
인력이 석사 및 박사학위 과정을 거쳐 이 분야를 선도하는 전문 인재로
성장하도록 하는 전략도 세우고 있다.

　　우리나라도 선진국의 인재양성 전략을 벤치마킹하여 2018년 12월

20일부터는 보건의료정보관리사로 명칭을 개정하고 국가시험 응시자격을 개편하여, 교육부 인정기관의 보건의료정보관리 교육과정 인증을 받은 대학의 졸업생에게만 국가시험 응시자격을 부여하고 교육과정을 전면 개편하는 틀을 마련하였다. 더불어 4차 산업혁명과 관련하여 보건의료 분야의 특화된 인력양성 전략 시, 보건의료 분야의 원천 데이터의 품질을 관리하고 빅데이터 및 인공지능 등 고부가가치를 창출하는 분석 인력으로 성장할 수 있는 보건의료정보관리사 양성에 투자가 이루어질 것으로 보인다.

앞으로의 취업 전망도 살펴보면, 최근 보건의료 데이터의 가치가 상승하면서 품질에 대한 논의가 본격화되는 추세다. 이에 건강보험에서 신포괄수가제도를 확대하면서 진단 코드의 정확성과 의무기록의 충실성 및 완전성에 따라 가산금을 지불하고 있다. 그리고 건강 청구 데이터 이외에 별도로 국가 단위의 진단 데이터를 수집하고 의무기록용어 표준 및 내용의 충실성 및 완전성 관리 정책을 마련하려는 움직임도 있다. 이에 따라 보건의료분류 전문가이자 의무기록 질관리 전문가로서 보건의료정보관리사의 의료기관 수요도 증가할 전망이며, 추후 클라우드 전자의무기록 시대에 접어들면 의무기록 관리 업무를 위한 산업체 취업 전망도 밝을 것으로 보인다.

이와 관련해서 캐나다 고용 전망 보고서에 따르면, 기존 HIM 영역에서는 2014년 기존 인력 대비 20~35%의 수요가 더 창출될 것으로 전망하였고 HIM의 평생학습 경로에 따라 커리어를 발전시킬 수 있는 분야는 30% 이상의 수요 창출이 있을 것으로 예측하였다. 또한 2010년 미국 노동청에서 발표한 HIM의 직업 전망에서는 향후 노인 인구의 증가로 더 많은 의료 수요가 있을 것으로 보았다. 또한 수술, 검사 및 처치의 증가로 공공 및 사보험 회사로부터의 진료비 상환을 위한 보험 청구가 증가되고 전 의료기관에 전자의무기록의 사용이 확산됨에 따라 관련된 정보를 조직하고 관리하는 인력의 소요도 증가할 것으로 보았다. 이에 따라 2020년대에는 이들의 고용이 모든 직종에 대한 평균보다 빠른 증가를 보여 2010년 대비 22% 증가할 것으로 예상하였다.

또한 2011년 미국보건정보관리협회가 HIM의 근무 유형을 조사한 바에 따르면 80%만 의료기관에 종사하고 20%는 정보시스템 개발 및 분석(6.2%), 보험기관, 제약회사, 보건기관 등에 종사하는 것으로 나타났다. 이는 2008년 조사에서 정보시스템 개발 및 분석이 2%였던 점을 감안하면 의료기관에서 벗어나 산업체로 진출 분야가 점차 확장됨을 확인할 수 있다.

우리나라에서도 2017년 한국고용정보원에서 보건의료정보관리사를 4차 산업혁명 시대의 유망 직종으로 선정하였고, 대통령 직속 청년위원회인 청년포털에서도 보건의료정보관리사를 미래 신직업 10선으로 선정한 바 있다. 특히 4차 산업혁명 시대에 평생학습 경로에 따라 커리어를 쌓은 보건의료정보관리사는 앞으로 의료 빅데이터 분석, 인공지능 분야, 전자의무기록 개발 업체 및 표준 분야에서도 수요가 증가할 것으로 예상한다.

다른 분야도 마찬가지겠지만 가장 중요한 것은 앞으로의 역할 확대와 변화에 준비되어 있어야 한다는 것이다. 변화에 대응할 준비가 되어 있고 관심과 노력이 있다면 보건의료 분야의 정보관리 전문가, 보건의료정보관리사의 미래는 밝을 것이다.

(제5장)

보건의료정보관리사는

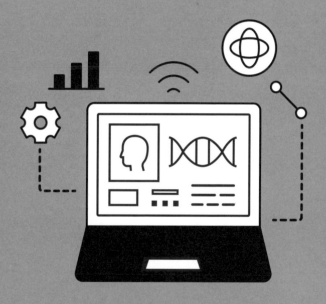

어떤 분야에서,
어떻게 일하는가?

보건의료정보관리사 중 의료기관 외에도 정부, 공공기관, 보험회사, 제약회사, 대학 등 비의료기관에서 근무하는 경우도 많고 의료기관이지만 조금은 다른 형태의 미군병원이나 해외병원에서 근무하는 분들도 있다. 이번 장에서는 각 분야에서 근무하는 분들을 소개하고 근무 환경은 어떤지, 어떤 업무를 하는지, 입사 방법과 어떤 준비가 필요한지 등 다양한 분야의 업무 경험들을 소개해 보겠다(본 소개는 인터뷰 형식으로 진행된 내용을 정리한 것이다).

통계청

통계정책국 통계기준과에서 근무하고 있는
이여진 5급 통계 사무관

자기소개

대학교 졸업 후에는 경기도 소재의 한 대학병원 의료정보실에서 보건의료정보관리사 사원으로 4년여 간 근무하였다. 병원 근무 중에 보건정보 전공의 석사학위를 취득하였고, 이후 통계청의 보건 부분 7급 통계주사보 제한경쟁채용(1기)에 지원하여 이직하였다. 2007년 9월부터 2011년 9월까지 사회통계국 인구동향과로 임용되어 사망원인 통계 작성을 주된 업무로 4년간 수행하였고, 한국표준질병·사인분류 작성에 전문가 부재에 따른 통계청 내 전보 발령으로 통계기준과에 2011년 10월부터 현재까지 약 13여 년간 근무 중이다.

근무 환경 및 근무 조건

우리나라 중앙통계기관인 통계청은 기획재정부 소속의 외청으로 대전광역시 서구에 위치한 정부대전청사 내 본청과 소속기관으로 구성되어 있다. 이 중 보건의료정보관리사는 18명이 근무하며, 수행 업무의 성격상 본청(대전광역시)에서 업무를 수행하고 있다.

통상의 근무시간은 오전 9시 출근, 오후 6시 퇴근의 1일 8시간 근무를 원칙으로 하지만 정부의 유연근무제 시행으로 주 40시간을 기준으로 요일별로 근무시간과 근무할 장소 등을 선택하고 조정할 수 있다. 정부의 유연근무제 및 휴직제도 등의 복지제도를 이용하여 일과 생활의 균형 유지와 석·박사학위 취득 등 자기개발이 가능하다.

현재 근무 중인 통계기준과 구성원의 전공은 간호학, 경제학, 보건학, 사회학, 통계학 등으로 보건·경제·사회에 관한 통계분류 작성을 위해 다학제적인 전문지식과 경험이 요구되므로 다양한 전공자들로 구성되어 있다. 특히 보건통계 작성 기준인 보건분류 작성과 운영에 있어 병인학, 해부학, 의학용어에 대한 지식과 세계보건기구의 국제통계분류체계에 대한 이해가 있어야 효율적인 업무 수행이 가능하므로 보건의료정보관리사의 전문지식과 분류 사용 경험은 매우 중요하다.

통계청 보건의료정보관리사의 급여는 직급과 호봉에 따라 다르나 현재 5급 통계사무관인 나는 상급종합병원에 근무 중인 약 20년 차의 정규직 보건의료정보관리사보다 급여가 적은 것은 확실하다. 개인의 삶에서 급여 정도가 가장 우선순위로 중요하다면 급여 대비 높은 사명

감이 없이는 주어진 모든 업무를 수행하기 어려우니 공무원으로의 진입을 권유하지 않는다.

그러나 보건의료정보관리사의 역량을 기반으로 정부기관에서 일한다는 것은, 화려하진 않아도 묵묵하게 필요한 일을 하면서 보건의료정보관리사인 것을 다른 사람에게 군이 납득시킬 필요가 없는 역할에 따른 가치가 분명히 있다고 생각한다.

업무 내용과 역할

통계청은 의료기관의 보건의료정보관리사 업무와는 차이가 있으나 의료기관에서 수행하는 업무의 연장선상에서 확장된 업무를 수행하고 있다. 이에 수행 중인 모든 업무에서 의학용어, 인체해부학, 보건정보학 등의 전문지식 및 국제분류체계에 대한 이용 경험은 반드시 기본적으로 필요한 역량이다. 통계청의 보건의료정보관리사는 다음과 같은 업무를 수행한다.

• **국가통계 작성:** 사회통계국 인구동향과에서 사망 및 사망원인 통계의 작성·분석과 보도자료 작성, 세계보건기구와 같은 국제기구에 통계 제공, 통계 작성을 위한 우리나라 전체 사망자의 원사인분류 등의 업무를 수행하고 있다.

이러한 업무 수행을 위해 SAS와 같은 통계 분석 도구의 활용이 요구되며, 자료의 질관리를 위해 사망진단서 발급자를 대상으로 사망진단서 작성에 관한 교육과 지자체 사망신고 담당자인 공무원을 대상으로 교육을 수행하는 중이다.

또한 국과수, 경찰청 등 사망에 관한 정보를 보유하고 있는 기관과 보건복지부, 중앙암등록본부 등 사망원인 통계의 활용 기관과 긴밀한 협업 관계를 위해 각 기관별 보유 자료의 구조와 성격을 파악하고 의사소통이 가능해야 한다. 국제적 협력 업무로 WHO의 국제보건분류와 관련된 국제회의에도 매년 참석하며, 우리나라의 통계 작성 현황 등에 대해 정보를 제공하고 있으므로 외국어 역량도 필요하다.

- **표준분류 작성:** 통계법 제22조(표준분류)제1항에 따라 통계청장은 통계 작성 기관이 동일한 기준에 따라 통계를 작성할 수 있도록 국제표준분류를 기준으로 한국표준분류를 작성·고시하여야 한다. 이에 따라 통계정책국 통계기준과에서 WHO의 국제질병분류와 국제종양학분류를 기준으로 한국표준질병·사인분류를 작성·고시하고, 국제기능장애건강분류를 기준으로 한국표준건강분류를 작성·고시하고 있다. 아울러 WHO에서 올해 제정 예정인 국제건강행위분류를 기준으로 한국건강행위분류도 개발 중이다.

이러한 업무 수행을 위해 WHO의 국제보건분류의 개념과 구조적 체계 등을 완벽하게 이해하고 적용 통계의 시의성 있는 국제 비교성 제고 등을 위하여 국제보건분류의 운영 현황도 수시로 파악해야 하므로,

WHO의 연례·연중·수시회의에 참여하여 국제분류의 개선 필요사항 등에 대해 의견을 개진하고 WHO의 시범사업 등에 참여하고 있다.

또한 국가에서 지정한 희귀질환 등 국내 실정을 반영한 통계 작성의 지원을 위한 국제분류 기준의 국내 실정에 적합한 표준분류 작성을 위하여 제·개정안을 대상으로 대국민 및 주요 이용자 대상의 의견 수렴을 수행해야 한다. 이 과정에서 사회적 합의에 필요한 역량이 중요하며, 해당 사업의 수행을 위한 국내 분류 이용 현황 분석과 문제점 파악을 통한 개선방안에 관한 마련 등 정책연구사업의 기획력과 추진력 등이 요구된다.

대표적인 예로, 국내에 확진 환자 발생 전부터 코로나19의 전파 속도를 지속적으로 모니터링하고, 필요시 국제질병분류체계에 적합한 코드 신설 여부의 의사 결정 지원을 위해 코로나19에 대한 전파 경로 및 증상, 치료 방법 등에 관한 정보를 사전 파악하였다. 그리고 2020년 1월 20일에 국내 첫 코로나19 확진 환자 발생 직후, WHO에 신종 감염병에 대한 코드 신설을 제안하고 국내 발생 현황 파악을 위해 WHO보다 먼저 한국표준질병·사인분류 내 신종 질환에 대한 임시·응급 지정 범주에서 국내 코드를 신설하여 복지부, 질병청, 관련 학(협)회, 의료기관 등에 공문을 통해 알렸다. 이처럼 전문지식 기반의 예측력도 요구된다.

• **분류 활용 지원:** 표준분류는 통계 작성 목적으로 마련되었으나 실제 우리나라에서는 국가 의료비 지불제도 및 민간보험사의 보험금 지급 기준의 일환으로 활용되고 있어 의료기관 종사자 및 보험사, 피보험자, 보호자, 손해

사정사 등으로부터의 표준분류 적용에 관한 질의 민원에 대응해야 한다.

현재 통계교육원은 한국표준질병·사인분류, 한국표준건강분류에 관한 정규 교육과정을 운영하고, 통계청의 보건의료정보관리사는 강사진으로 활동하고 있다.

또한 분류 이용 기관의 전산 환경에 적합하도록 보건분류 통합 관리 시스템의 개발·운영 및 표준분류의 제·개정에 따른 코딩지침서, 코딩사례집, 전산 코딩 툴, 영상교육자료 마련을 위한 기획·운영을 수행하고 있다. 이 과정에서 전산 전문가 및 의료기관 종사자 등과 협업을 위한 관련 전문지식의 함양은 필수적이다.

입사 방법 및 준비사항

공무원으로 입사하는 통상적인 경로는 공개채용과 제한경쟁채용 두 가지로, 이 중 통계청의 보건의료정보관리사는 위와 같은 업무 수행을 위해 관련 학위 취득자 또는 보건의료정보관리사로서의 민간경력자의 제한경쟁채용으로 입직하게 된다. 둘 중 한 가지에 해당되면 응시 지원은 가능하다. 참고로, 현재 통계청에 공무원으로 재직 중인 보건의료정보관리사는 이 두 조건을 모두 충족 후에 입직하였다.

통계청에서 보건의료정보관리사 자격으로 입직을 희망한다면, 분류 이용자와의 의사소통 등을 위한 보건의료정보관리에 관한 전문지식은 기본적으로 보유하고 있어야 한다. 통계 작성과 분류 정보화 사업 추진 등을 위한 전산 관련 전문지식('Entity Relationship Diagrams, ERD' 작성, 데이터 핸들링 등 포함)과 함께, 국제분류 기준의 업무를 수행해야 하므로 외국어 구사 능력이 준비되어 있어야 한다. 따라서 관련 면허증 및 자격증을 취득하고 연계성 있는 관련 경력을 갖출 것을 권유한다.

후배들에게 전하고 싶은 말

의료기관에서 보건의료정보관리사로 업무를 수행하다 전자의무기록 개발을 위한 코디네이터 업무를 추가로 수행하면서 전산 관련 전문지식의 부족함을 깨달았다. 그래서 입사한 지 만 1년 되던 해에 보건정보학에 관한 지식 함양을 위해 대학원에 진학하였다. 학위 취득 후 배운 학업 내용을 기반으로 병원 업무를 잘 수행하던 중, 통계청의 채용공고를 접하고 '한국표준질병·사인분류를 이렇게밖에 못 만드나?' 하는 불만 제기의 사용자 입장에서 제한경쟁시험에 지원하여 합격하게 되었다.

이렇게 우연히 채용공고를 접하고 합격을 할 수 있었던 건 운이라고 생각할 수 있다. 하지만 그 운을 내 것으로 만드는 건 그만큼 노력이 수반되어야 하고 지원자격이 이미 갖춰져 있어야 한다.

한국보건의료정보원

EMR 기준개발부
유재은 차장

자기소개

대학 때 학부 전공은 보건 계열이 아닌 식품영양학 전공이었다. 전공과목 중 환자들의 식단을 구성하는 과목을 통해 의학용어를 배우면서 흥미를 느꼈고, 보건의료정보관리사 선배님의 소개로 연세의학기술수련원(세브란스병원) 보건의료정보관리사 과정을 수료하고 면허를 취득했다.

보건의료정보관리사 면허 취득 후 1997년부터 세브란스병원에서 근무하기 시작하여 의무기록팀과 적정진료관리실에서 13년간 재직하였다. 이후 남편의 해외 발령으로 병원을 사직하고 중국에서 5년을 거주한 뒤 귀국하여 2015년 건강보험심사평가원 분류체계개발부에 심사직으로 입사하였다. 심사직은 진단명에 따른 환자분류체계 개발 업무를 하며 주로 통계 프로그램(SAS)을 이용하여 건강보험심사평가원 청구 데이터를 분석하는 업무를 수행한다. 건강보험심사평가원에서 5년 근무 후 본원이 원주로 이전하게 되면서 서울에서 출퇴근하기가 힘들어 서울에 있는 직장으로 이직을 고민하던 중 대한보건의료정보관리사협회에 게시된 공고문을 보고 현재의 한국보건의료정보원 EMR 기준 개발부에 지원하여 2020년부터 근무하고 있다.

근무 환경 및 근무 조건

한국보건의료정보원은 2019년 9월에 설립된 기타 공공기관으로 전자의무기록시스템의 표준 마련 및 표준 적용에 대한 인증 업무를 수행하고, 전자의무기록시스템의 품질 향상을 통한 환자 안전 및 환자 진료의 연속성 지원 등 보건의료정보와 관련된 사업 지원을 목적으로 하는 곳이다.

EMR 인증제 사업 외에도 PHR(Personal Healthcare Record) 사업부, 진료정보교류부, 국립병원정보화부, 방역정보화부, 데이터기획부, 보건의료표준화부, 데이터인공지능활용부 등 보건의료정보와 관련된 다양한 사업을 추진하는 부서들로 구성되어 있다.

전체 약 100명의 직원 중 보건의료정보관리사는 10여 명이며, IT 전문가(약 70명), 간호사, 행정직 등이 근무하고 있다. 근무시간은 주 5

일(월~금) 40시간 근무이고 유연근무, 자율시간 출퇴근제가 가능하다.

업무 내용과 역할

근무하고 있는 EMR 기준개발부에서는 다음과 같은 업무를 수행하고 있다.

- **EMR 인증제 인증기준 제·개정:** 전자의무기록시스템 인증제의 인증기준 제·개정과 관련하여 제외국 사례 고찰, 전문가(임상 전문가·의료정보 전문가 등) 자문회의 개최, 유관단체(대한병원협회·대한의사협회 등) 간담회 개최, 복지부 보고를 수행한다.
- **EMR 인증제 관련 연구사업 추진:** 사업 추진을 위한 로드맵 수립 연구, 기준 제·개정 마련을 위한 지표 마련 연구, 보건의료정보화 실태조사 등을 추진한다.
- **EMR 인증제 관련 정책 지원:** 보건복지부의 인증제 정책 추진을 지원하기 위한 관련 현황 조사자료 취합 및 보고서를 작성한다.
- **공공기관 운영 관련 업무:** 예산 계획 수립, 사업계획 수립 및 작성, 사업 실적보고서 작성, 국정감사 대응, 부서 성과보고서 작성 등이다.

업무에서 보건의료정보관리사로서의 역할은 상급종합병원 의무기록팀과 적정진료관리실의 업무 경험으로 전자의무기록시스템의 활용 및 임상 현장을 이해하고 있어, 이를 기반으로 EMR 시스템 인증제 인증기준의 제·개정 작업을 수행한다. 또한 인증기준은 기준별로 국제표준을 적용하고 있어 용어·기술·보안 표준에 대한 지식이 요구되며 특히 용어 표준에 대한 지식을 업무에 활용하고 있다.

이에 대한 업무 수행을 위해서는 의료기관의 EMR 기능, 활용 등에 대한 기본적인 이해 및 의학용어 습득이 필요하며 의료기관의 진료 프로세스 및 의료 환경에 대한 전반적인 이해가 필요하다. 그리고 공공기관의 업무는 대부분이 보고서 작성으로 이루어져 문서 작성 능력과 요약·보고 역량도 요구된다.

EMR 인증제는 국가의 보건의료정책을 지원하기 위한 사업이므로 보건의료정책의 이해와 추진 방향성에 대한 지속적인 관심과 함께 임상에서 생성되는 데이터의 항목과 각각의 국제표준에 대한 이해 및 정보기술(IT)에 대한 지식이 필요하다. 또한 업무 수행에 있어 제외국 사례 조사 및 검토가 많은 부분을 차지하므로 외국어(영어)능력도 중요하다.

입사 방법 및 준비사항

입사를 위해서는 보건의료 분야의 학사 이상의 학력 및 관련 분야 경력이 필요하며, 특히 공공기관 경력자의 경우 우대사항이 있다. 주임 (6급) 채용 과정은 필기시험이 있으나, 그 외 직급은 서류-면접으로 채용이 이루어지므로 본인의 경력사항을 잘 정리하고, 면접에서 업무 관련 질문에 대한 답변 준비를 충실히 하는 것이 필요하다.

후배들에게 전하고 싶은 말

모든 분야에서 데이터의 가치와 중요성이 점점 높아지는 시대에 보건의료정보관리사의 역할과 업무 범위 또한 더욱 확대될 것으로 생각한다. 그에 따라 의료정보와 관련된 다양한 분야에 대해 지속적으로 관심을 갖고 그에 맞는 역량을 키워 나가는 것이 무엇보다 중요하다.

보건의료정보 관련 사업들은 다양한 분야의 전문가(IT 전문가, 표준 전문가, 정책 전문가, 임상 전문가)들과 협업하게 되므로 그들과 같이 고민하고 논의할 수 있는 기본적인 지식 습득이 필요하며, 공공기관의 업무는 많은 부분이 문서 작성과 보고로 수행되므로 논리적인 글쓰기를 위한 준비 과정도 필요하다.

의료기관 및 공공기관 등에서 다양한 업무를 했던 과거를 돌이켜보면, 그러한 경험들이 역량을 키우는 데 많은 도움이 되었다고 생각한다.

건강보험심사평가원

포괄수가실 포괄수가심사부 심사직 4급
김현아 과장

자기소개

대학 졸업 후 세브란스병원 의무기록팀에서 계약직 보건의료정보관리사로 근무하고, 계약만료 후에는 세브란스병원 종양내과 연구원으로 근무하였다. 이후 엔자임헬스의 헬스케어 마케팅본부에서 종사하던 중 공공기관이나 정부부처에서 일하는 것이 개인적으로 성향에 더 맞을 것이라 생각하여 이직을 준비하게 되었다. 공공의 이익을 위해 일하는 것이 더 보람된다고 판단하여 내린 결정이었으며, 공무원 시험을 준비하던 중 채용공고를 보고 지원하여 합격하였다.

2017년 6월에 건강보험심사평가원에 입사 후 3년 간 병원지정평가부에서 상급종합병원 지정평가 업무를 수행하였으며, 육아휴직 후 복직하여 포괄수가심사부에서 현재까지 1년 동안 근무하고 있다.

근무 환경 및 근무 조건

대부분 강원도 원주시에 위치한 본원에서 근무하게 된다. 각 지원에서 담당하는 심사 업무(제반 업무를 포함)를 제외한 업무는 본원에서 이루어진다. 내가 속한 포괄수가실은 HIRA 1동(본원은 1, 2동 두 개 건물로 이루어져 있음)에 위치하며, 약 110여 명의 직원으로 구성되어 있다. 그중 포괄수가심사부에 배정된 인원은 22명이며, 구성원들은 주로 심사직이고 간호사, 보건의료정보관리사 등이 주를 이룬다.

근무시간은 주 40시간(9시~18시) 근무를 기본으로 하고 있지만, 공공기관의 특성상 유연한 근무가 가능하여 개인의 필요에 따라 집약근무, 유연근무, 시간선택제 등 업무에 지장을 주지 않는 선에서 근무시간을 조정하여 사용할 수 있다. 다만, 맡은 업무에 따라 초과근무를 할 수 있으며 이에 대한 수당이 주어진다. 나 또한 육아를 사유로 육아기 단축근로를 하고 있다(주 30시간 근무). 급여는 직급에 따른 호봉제로 건강보험심사평가원 보수 규정에 따라 지급된다. 호봉에 따라 같은 연차라도 급여가 다를 수 있으며, 면허를 가지고 있는 심사직의 경우 특수직무급이 별도로 주어진다.

업무 내용과 역할

포괄수가심사부에서 맡은 업무는 신포괄수가제 모니터링 심사다. 참고로 신포괄수가제는 7개 DRG와 매우 유사하게 묶음 수가로 비용이 지불된다. 하지만 의료행위(수술, 시술 등) 성격의 항목이나 약제 등 일부 항목은 별도로 보상하는 제도다. 업무 내용은 다음과 같다.

- **모니터링 심사:** 신포괄 수가제 청구내역 중 진단코딩의 적정성을 심사함으로써 DRG 코딩 오류 등 착오 청구 여부를 확인한다.
- **질병분류 자문위원회 운영:** 진단코딩 심사에 관한 의견수렴 및 조정을 위한 위원회를 개최 및 운영한다.
- **심사 통계 작성:** 회사 내 DW(Data Warehouse) 시스템 및 심사 시스템을 이용하여 반기별 및 연간 통계를 작성하고 보고한다.

신포괄수가제에서 지불은 질병군을 기준으로 하며, 이 질병군을 결정하는 것은 진단코딩이다. 이에 진단코딩이 신포괄 수가제도에서 지불의 핵심이라고 볼 수 있다. 신포괄수가 심사에서 보건의료정보관리사는 본연의 업무인 진단코딩의 적정성을 심사하여, 질병군이 적합하게 부여되었는지 확인하는 역할을 한다. 이에 업무의 특성상 타 부서에 비해 보건의료정보관리사가 많이 배치되어 있다.

업무 수행을 위해 요구되는 필수 역량은 의학용어, 해부학, 병리학, 기타 의학지식이며, 내가 맡은 모니터링 심사의 경우 진단코딩의 적정성을 심사하기 때문에 진단코딩 전문지식 및 경력이 필요하다.

보건의료정책 등 전반적인 건강보험에 대한 이해도도 요구된다. 모든 심사는 법, 규정 등을 기반으로 수행되므로 이에 대한 이해가 필수적이고 행정법부터 내부규정, 지침 등 세세한 부분까지 숙지하고 있어야 한다.

심사 통계 작성 및 결과 분석 등을 위해서는 빅데이터 처리 능력도 필요하다. 정보의 수집뿐만 아니라 데이터 핸들링 및 데이터 분석까지 할 수 있어야 한다. 이를 위해서는 기본적으로 심사, 청구 데이터에 대한 이해가 필요하며, 엑셀 등 컴퓨터 활용 능력뿐만 아니라 통계 프로그램을 사용할 수 있으면 업무에 매우 도움이 된다.

또한 청구, 심사 등 업무 수행은 병원들과의 커뮤니케이션이 매우 중요하다. 병원의 문의에 적절하게 대응해야 하고 심사 사후 절차 안내 등에 대해서도 서로 소통해야 할 업무가 있으므로 커뮤니케이션을 적절하게 수행할 수 있는 능력이 있어야 한다.

덧붙이자면, 현재 부서에서의 업무와 필요한 역량은 위와 같으나 건강보험심사평가원 내에는 많은 부서들이 있고 부서마다 다양한 업무를 수행하므로 맡은 업무에 따라 다른 역량이 필요할 수 있다. 실제로 평가 부서에 있을 때는 평가 수행뿐만 아니라 이를 위한 데이터 핸들링과 평가 지표 개발 등이 주요 업무였다. 주로 3~5년에 한 번씩 부서 이동을 하며, 인사이동 시마다 OJT(On the Job Training, 직무간 훈련)를 비롯하여 역량 개발을 위한 다양한 교육 등을 이수하게 된다.

입사 방법 및 준비사항

심사직 5급 기준의 입사 조건은 다음과 같다.

- 면허 취득 후 관련 업무 1년 이상 경력자
  - 관련 면허: 간호사, 의료기사, 보건의료정보관리사
  - 관련 업무: 종합병원급 이상 의료기관의 임상이나 심사 경력 또는 진료비 심사기관의 심사 경력
    * 「의료기사 등에 관한 법률」 제2조에 따라 의료기사는 '임상병리사, 방사선사, 물리치료사, 작업치료사, 치과기공사, 치과위생사'로 구분
    * 치과기공사·치과위생사의 경우 치과대학 부속 치과병원 근무 경력을 포함하여 인정
    * 진료비 심사기관 인정 범위: 건강보험심사평가원, 국민연금공단 장애심사센터, 근로복지공단 산재의학센터

참고로 심사직 채용공고에는 종합병원 1년 이상의 임상 경력을 최소 조건으로 하고 있으나, 실제 함께 일하는 직원들의 경우 최소 3년 이상의 경력을 가지고 입사한 사람들이 대다수다. 간호사들이 대부분이나 부서에 따라 약사, 보건의료정보관리사 등이 근무하기도 한다(약사의 경우 4급으로 채용한다).

입사 절차 과정 중 먼저 서류 심사에서는 자격사항, 경력사항, 교육사항, 경험사항 및 자기소개서를 심사하며 심사직 5급의 경우 채용 예

정 인원의 7배수를 선발한다.

나의 경우에는 보건의료정보관리사 면허, 보건교육사 2급 자격증이 있었고 외국어 자격증(TOEIC)을 서류 전형 시에 작성하였다. 또한 공공기관 및 정부부처 취업 준비를 위해 한국사 1급 자격증을 미리 취득하였다.

필기시험은 인성검사, 국가직무능력표준(National Competency Standards, NCS) 기반 직업기초능력평가, 직무수행능력평가를 진행한다. 채용예정 인원의 3배수를 선발하며 서울 소재 학교에서 시험을 실시한다. NCS의 경우, 시중에 건강보험심사평가원 입사를 위한 책들이 출시되어 있어서 2권 정도 풀어 보았다. 심사직은 직무수행능력평가에서 보건의료관련 지식에 관한 문항이 출제되므로 건강보험법령을 숙지하는 것이 좋다. 또한 건강보험심사평가원의 업무에 대한 문항도 출제되어 회사 홈페이지를 미리 살펴보는 것이 도움 되었다.

면접 심사는 다대일 집중면접(PT면접[17], 인성면접), 다대다 토론면접으로 진행한다. 면접의 유형은 조금씩 바뀐다. 나의 경우에는 다대다 인성면접과 다대다 PT면접을 했다. 면접 심사를 위해 의료 관련 이슈들을 미리 숙지하는 것이 좋다. 나는 필기시험을 통과한 사람들과 스터디를 통해 PT면접을 준비했었는데, 의료 이슈를 공유하고 예상 문제를 출제하여 면접 시뮬레이션을 여러 차례 진행해 보았다.

17 PT면접: 직종별 과제 수행 및 발표·질의응답.

후배들에게 전하고 싶은 말

미래 보건의료정보관리사가 되는 후배들은 다양한 길을 고려해 보라고 말해 주고 싶다. 나 또한 처음 보건의료정보관리사가 되었을 때는 의료기관에서 진단코딩을 하는 것만이 보건의료정보관리사의 업무라고 생각했다. 하지만 의료기관에서도 보건의료정보관리사들이 하는 일은 매우 다양하고, 의료기관뿐만 아니라 다양한 분야에서 보건의료정보관리사들이 할 수 있는(그리고 해야 하는) 일들이 있다는 것을 알았으면한다.

한 가지 더 이야기하자면, 가고자 하는 길이 있으면 계속 도전해 보았으면 좋겠다. 사실 나는 사회 초년생 시절, 건강보험심사평가원 시험에 한 번 낙방한 경험이 있다. 그리고 수년이 흐른 후 우연히 다시 지원하여 비로소 합격 통보를 받을 수 있었다. 지금 당장 되지 않았더라도 좌절하지 않고 준비하며 때를 기다리면 열매를 맺는 날이 반드시 온다.

Global CRO
(Contract Research Organization)

임상시험수탁기관의
한지연 DM(Data manager)

자기소개

CRO에 발을 들여놓기까지 두 번의 커리어 전환을 했다. 첫 시작은 대학병원에서 보건의료정보관리사로 1년간 근무하였고, 두 번째는 연구직 자리를 얻고자 퇴사 후 대학원 생활을 시작했다. 대학원에서 만난 간호사 출신 선배님을 통해 CRO를 알게 되었다.

CRO 업계는 여성 비율이 높아 출산휴가, 육아휴직에 오픈되어 있으며 코어타임제와 재택근무가 가능한 환경이다. 개인이 업무 능력을 개발하여 업계에서 인정받으면, 타사에서 스카우트 되어 연봉을 높여 갈 수 있다는 점도 매력적이다. 개인적으로는 보건의료정보관리사로 근무하며 보건의료 데이터 관리자로서 사회에 첫 발을 내딛었고, 대학원 재학 중에는 연구실에서 진행한 코호트 연구 데이터를 분석하여 논문을 작성하거나 건강보험 데이터를 처리해 본 경험을 쌓았다. 때문에 근무 환경 및 커리어 등을 종합적으로 고려하여 석사학위를 마친 후에는 연구직이 아닌 CRO DM을 선택하여 2022년부터 근무하고 있다.

제약회사는 많이 들어 봤겠지만 CRO에 대해서는 잘 모르는 사람이 많을 것이다. CRO(Contract Research Organization)를 직역하면 '임상시험수탁기관'이다. 제약회사에서는 개발한 약물/의료기기를 시장에 판매하기 위해 규제 당국(예: 식약처, FDA)의 승인을 받아야 한다. 이를 위해 약물의 안전성, 유효성을 입증하는 근거가 필요하며 임상시험을 통해 이 근거가 되는 데이터를 수집한다. 대부분의 제약회사는 임상시험 업무를 CRO에 의뢰한다. CRO는 상급종합병원부터 병원급 의료기관, 의원급 의료기관까지 다양한 규모의 의료기관(임상시험 업계에서는 site라고 부름)과 계약을 체결하여 임상시험을 진행한다.

임상시험을 하려면 프로토콜(임상시험 계획서)이 가장 먼저 작성되어야 하고, 식약처 승인을 받아야 비로소 데이터 수집을 위한 본격적인 데이터 관리가 기능하게 된다.

근무 환경 및 근무 조건

CRO에는 인사팀, 총무팀, 재무팀 등의 부서 외에도 CRO로서 임상시험의 핵심적인 역할을 담당하고 있는 다음과 같은 부서들이 있다.

- **MW**(Medical Writer): 프로토콜(연구 계획서) 및 CSR(Clinical Study Report, 결과 보고서) 작성 업무

- **DM**(Data Management): 임상시험 시스템(electronic data capture, EDC) Set-up 및 Data 관리 업무

- **STAT**(Biostatistics): 수집된 데이터의 통계적 분석 업무

- **CRA**(Clinical Research Associate): Site(임상시험을 진행하고자 계약을 맺은 의료기관)에서 임상시험이 프로토콜에 맞게 시작하여 종료하기까지 임상시험 운영 및 모니터링 업무

- **PM**(Project Manager): MW, DM, STAT, CRA 등을 총괄하여 과제 전반 관리 및 의뢰사(Sponsor, 제약회사) 과제 담당자와 의사소통 업무

CRO에 근무하려면 약물 및 의료기기에 대한 지식이 필요하므로 보통 간호학, 약학, 보건학, 생물학, 화학 전공자들이 많다. 부서에 따라서 필요로 하는 기능이 다르기 때문에 DM팀을 예로 들면 통계학, 수학, 컴퓨터공학 등의 배경을 가진 사람들이 함께 일하고 있다. 이 외에도 백그라운드(background)와 관련 없이 임상시험에 대해 이해하고 데이터 관리자로서 역할을 수행해 낼 수만 있다면 전공이 문제되지는 않기 때문에 예체능 계열을 비롯하여 다양한 출신의 직원들이 근무하고 있다.

참고로 MW 및 STAT팀의 경우는 보통 석사학위(특히 STAT팀은 CRO에서 대부분 통계학 학사, 석사학위가 필수다)를 자격요건으로 요구한다. 프로토콜 작성을 위해서는 학계에서 검증된 논문이 기반이 되며, 논문을 이해하기 위해서는 연구 방법론에 대한 이해가 필요하다. 통계적으로 이

를 분석하기 위해서도 역시 연구 방법론은 물론 데이터 형태에 따른 분석 기법에 관한 이해가 필수적이기 때문이다.

DM의 업무는 Site에 나가 진행 상황을 관리하고 모니터링하는 CRA와 달리 대부분 내근직이다. 과제(Study, 임상시험) EDC 시스템 오픈 및 DB Lock[18] 같은 특정한 기간에는 업무가 몰려 바쁠 때도 있다. 또한 프로토콜 변경이나 의뢰사의 사정에 따라 연구가 일정 기간 일시 중단 되었다가 다시 시작되는 경우도 종종 있는데, CRO는 의뢰를 받고 업무를 진행하는 입장이기 때문에 주도적으로 과제의 진행 상황을 통제 할 수 없는 한계가 있다.

CRO DM 초봉은 대졸자의 평균 대기업 초봉(채용정보 사이트 '사람인' 기준)보다는 낮은 편이다. 다만 CRO는 대부분 호봉제가 아닌 개별 연봉체계다. 같은 연차임에도 서로의 연봉은 다를 수 있으며 CRO는 입사 시 각자의 연봉을 confidential(비밀유지) 하도록 서약을 받는다. 즉, 초봉은 적을 수 있지만 개인의 역량에 따라 연봉을 얼마든지 높일 수 있는 가능성이 열려 있다.

제약 업계나 CRO 업계는 여성 인력의 비율이 높다. 우리 회사를 예로 들면 전체 직원의 85%가 여성이고, 우리 부서로 국한된다면 그 비율은 90%를 넘어간다. 따라서 출산휴가를 떠나거나 회사로 복직하여

---

18 DB Lock(Database Lock, 데이터 잠금): 데이터 수집 후 validation(데이터의 적절성 확인), reconciliation(동일한 내용의 데이터에 대한 일치 여부 확인) 및 medical coding(질환명, 약물명 등과 같은 텍스트 데이터 분석을 위해 코드를 부여함으로써 분류) 과정을 거쳐 데이터 관리 절차가 마무리되면 분석을 위해 STAT팀으로 보내기 전 최종 단계로 데이터를 잠근다.

워킹맘으로 일하는 여성들을 보는 게 자연스러운 분위기다. 회사마다 코어타임을 규정하고 있으나, 우리 회사의 경우 오전 10시부터 오후 4시까지로 규정하고 있다. 이 시간대에는 근무 형태가 어떠하든지(오피스 근무, 재택근무) 모든 직원들이 출근하여 집중적으로 업무를 하는 시간이다. 물론 법적으로 정해진 근로시간은 주 40시간, 하루 8시간으로 똑같다. DM팀에 워킹맘인 직원은 오후 4시까지 업무에 집중하다가 어린이집에서 자녀를 데리러 다녀오고, 이후 시간부터 다시 나머지 근무를 하거나 저녁 회의에 참석한다. 회사마다 분위기는 다르겠지만 우리 회사에서는 흔히 볼 수 있는 근무 형태다. 오피스근무와 재택근무를 병행하는 CRO도 있다. 다만 회사마다 주 2회 또는 주 3회 등으로 재택근무를 허용하는 날의 수가 다르고 코로나 시기 이후 재택근무가 더욱 확대되어 주 1~2회 정도 사무실 출근을 하고 있으며, 타사 대비 재택근무 비율이 높은 편이다. 글로벌 회사로서 가지는 업무 특성상, 제약사마다 또는 과제마다 미팅의 주기나 그 형태는 다르지만 시차로 인해 한국 시간으로는 밤 9~11시 사이에 미팅이 이뤄지기도 한다.

업무 내용과 역할

DM은 임상시험 계획서를 기반으로 어떤 데이터(변수)를 어떤 형태(숫자형, 문자형 등)로 수집할 것인지를 의논하여 증례기록서(Case Report Form, CRF)를 개발하는 일을 한다. 개발된 증례기록서를 전자 형태로 구현하기 위해 Cube, Medidata 등의 솔루션으로 전자 데이터 수집 (Electronic Data Capture, EDC) 시스템을 설계하고(마치 레시피를 보고 요리를 하는 것처럼 각 연구에 따라 특성이 다르므로 그에 맞게 설정하고) 구축한다. 가상의 홈페이지상에서 프로토콜과 의뢰사의 요구사항이 반영되었는지, EDC가 의도대로 구현되고 작동되는지 테스트하는 과정을 거치고 실제 홈페이지를 오픈한다. 이후 대상자가 등록되어 입력되는 데이터의 적합성을 평가하는 과정을 거치고, 최종적으로 DB Lock을 실행하여 분석을 위해 통계팀으로 전달한다.

나는 의료기관의 보건의료정보관리사로서 짧게 근무하였기 때문에 의무기록팀에서 할 수 있는 업무의 아주 일부분만을 경험했다. 또한 CRO 업계에 발을 디딘 것도 이제 막 반년이 지났다. 따라서 의무기록팀에서 했던 일이 직접적으로 CRO DM으로 일할 때 어떤 도움이 되었는지 자세히 이야기하기는 어렵지만, 기본적으로 의학용어를 알고 있기 때문에 데이터를 검토하는 과정에서 좀 더 친숙하게 업무를 할 수 있다. 또한 보건의료정보관리사로 일할 때에도 코딩 업무가 있었고, DM 업무 중에도 코딩 업무가 있다. Medical coding이라는 text로 입력된 데이터(진단명, 치료명, 약물명 등)를 숫자 및 영문자로 코드화하여 분류하는 작업을 진행한다. 본질적으로 코드를 부여하여 분류한다는 점에서는 동일하지만, ICD-10 코드를 기반으로 통계청에서 발간한 질병분류기호를 부여하는 보건의료정보관리사의 코딩 업무와는 다르다.

이 업무에서 가장 중요한 역량은 협업하는 자세라고 생각한다. 한 과제에는 CRA, PM, DM, MW 등 타 부서와 함께 일하면서 DM 내부적으로도 각자 맡은 역할이 있기에 정해진 타임라인에 맞추어 업무를 마쳐야 그다음 업무로 진행할 수 있다. 따라서 팀의 템포에 맞춰 함께 일하고자 하는 자세를 가진 사람을 선호한다.

또한 과제 진행 중에 의뢰사와 Vendor(CRO와 함께 일하는 제3의 기관) 담당자, 주변 부서들과 긴밀한 소통을 해야 하므로 커뮤니케이션 역량이 필요하다. DM의 경우는 의뢰사에서 요청하는 바를 기술적으로 구현해 낼 수 있는지에 대한 소통이 중점적으로 이루어진다.

이 외에 데이터를 다루는 직무이므로 꼼꼼하고, 새로운 시스템과 기술 및 기능에 관심이 있으며 이를 적극적으로 받아들이는 성향이라면 업무가 잘 맞을 것이다.

입사 방법 및 준비사항

내가 이 회사에 지원했을 때는 필기시험은 없었고, 두 번의 면접을 거쳤다. 1차는 실무진 면접(1시간)으로 먼저 임상시험 업무 절차, DM의 역할, DM의 구체적인 워크플로(workflow)에 대한 설명을 들었다. 대학원 생활 중 SAS를 활용해 데이터를 다루어 본 경험에 대해 심층 질문을 하였고, 데이터 처리 과정에 대한 나름의 어려움과 고민, 배우게 된 점을 토대로 DM으로서 어떻게 기여할 수 있을지 생각하는 바를 답변하여 긍정적인 평가를 받았다. 2차는 경영진 면접(30분)으로 직장 내에서 직업인으로서 어떻게 업무에 임할 것인지, Global CRO이니 영어로 간단하게 자기 소개하는 것으로 진행되었다.

CRO에 입사를 준비한다면, 임상시험의 전반적인 과정, GCP(Good Clinical Practice, 임상시험 과정에서 준수해야 할 윤리 및 임상시험 품질 유지에 관한 의무사항 정의) 개론, DM 업무 프로세스, 업무에 필요한 지식 등이 가장 중요하다. 취업 준비생들이 흔히 준비하는 공인영어성적(토익, 텝스 등), 컴퓨터활용능력 자격증도 도움은 되지만 중요한 요소는 아니었다. 나의 경우, 지금의 회사에 지원할 당시에는 토익 및 텝스 성적의 유효기간이 만료된 상태였으나, 석사학위 논문을 영어로 작성했다는 점을 어필함으로써 영어로 (최소한 읽고 쓰기) 소통하는 것에 문제가 없다는 것을 증명하였다.

또한 타 CRO 면접 경험을 참고하면, 통계에 대한 지식이나 엑셀 함수(VLOOKUP 등) 활용 경험 등 실제적인 업무에 직결되는 능력을 갖추고 있는지를 평가하고, 문서 작성을 주로 하는 업무 환경이기에 워드나 엑셀을 능숙하게 다루는 지원자를 선호한다. 하지만 자격증보다는 실제 업무에 투입되었을 때 발휘할 수 있는 역량을 평가하며, 자신이 알고 있는 바를 명확하게 말로 표현하는 것도 중요하다.

CRO 준비를 위해 다음의 사이트를 참고하도록 추천한다.

- 네이버 카페 'Data Management with cubeCDMS': Data Manager 실무 인재양성 과정 사이트인 cubeCAMPUS를 운영하고, Cube라는 솔루션을 제공하는 회사인 CRSCube의 이사님이 운영하는 카페다. CRO DM에 대한 진로, 취업, DM 업무에 대한 정보 및 교육, 커뮤니티, DM의 방향성에 관한

고찰에 이르기까지 CRO DM을 위한 모든 정보가 있고, 현재도 많은 도움을 받고 있다.

- 네이버 카페 '신약 개발 임상연구원 모임': 주로 CRC, CRA 직무를 중점적으로 구인구직 및 임상시험 업계의 전반적인 정보를 확인할 수 있다.
- 그 외: KoNECT(국가임상시험지원재단)

후배들에게 전하고 싶은 말

자신이 무엇을 하고 싶은지 찾으려면 일단 움직여 보길 바란다. 본인이 무엇을 원하고 무엇을 견디기 힘들어하는지 알아보려면 때론 몇 년 정도 길을 돌아가게 될 수도 있고, 주변에서 볼 때 아쉬움이 남는 선택을 하게 될 수도 있다. CRO DM은 학사학위를 가지고 있다면, 그 후부터는 전공과는 무관하게 현업에서의 경력이 더 중요한 분야다. 그래서 나의 석사학위는 취업 당시에는 오버 스펙이었다.

그러나 상상했던 근무 환경에서 일하며 업무가 적성에 맞아 즐겁게 일하고 있다. 오히려 대학원 2년의 시간 동안 임상시험 업계에서 다루는 SAS를 원 없이 다루어 봤기 때문에, 향후 DM으로서 커리어 영역을 넓혀 나갈 소중한 자산이 되었다. 일단 움직이고, 타인이 아닌 마음속 깊이 자신이 원하는 선택을 내리기 바란다.

대학교

순천향대학교 보건행정경영학과
이혜원 조교수

자기소개

대학 재학 당시, 세브란스병원 의무기록팀에 근무하는 선배님의 강의를 통해 보건의료정보관리사 전공과목을 들었다. 업무에 직접 활용되는 내용들이라 그런지 더 현실적인 학문이라고 느껴져서 흥미로웠고, 보건의료정보관리사 트랙에 많은 관심을 갖게 되었다.

국가고시를 보고 보건의료정보관리사로 취업할지, 바로 대학원에 진학해서 공부를 더 할지 엄청난 고민을 했다. 결과적으로는 마음속 깊이 간직해 온 '교수'라는 꿈에 도전해 보자는 마음으로 서울대학교 보건대학원 보건통계연구실에 입학하여 약 10년 동안 석사과정, 박사과정, 연구교수 과정을 거치며 인고의 시간을 연구자·교수의 필수 자질인 연구 능력을 향상시키는 데 보냈고, 현재 교수라는 꿈을 이루었다.

보건통계 전공으로 어떻게 보건의료정보관리사 전공 교수가 되었는지 궁금할 것이다. 보건학은 융합 학문이기 때문에 대학원에 진학하면 다양한 세부 전공이 있어 크게 보건학 관련 연구실적이 있으면 되고, 보건의료정보관리사 전공 교수가 되기 위해서는 2018년 개정된 의료기사 등에 관한 법률에 따라 반드시 보건의료정보관리사 면허가 있어야 한다.

4년제 대학 교수가 되기 위해서 갖춰야 하는 1순위 역량은 연구수행 역량으로 연구실적(논문)이 충분해야 서류에 통과할 수 있다. 나는 10년 시간 동안 보건통계 능력을 활용하여 보건의료 빅데이터 기반 역학 연구들을 수행해 왔고 연구실적을 많이 쌓아 놓은 상태에서 보건의료정보관리사 면허가 있어서 임용될 수 있었다.

덧붙이자면, 부족한 실무 경력을 보완하기 위해 박사학위 취득 후 세브란스병원 의무기록팀에서 경험을 쌓았고 해당 경험을 순천향대학교 교수 임용 지원서에 강조하여 작성하였다. 짧은 경험이었지만 적극적으로 실무 경험을 쌓아 학생들에게 도움을 주고자 하는 의지를 좋게 평가받았고, 결과적으로 교수가 되는 데 매우 큰 역할을 했다.

근무 환경 및 근무 조건

내가 재직하고 있는 순천향대학교는 4년제 종합대학으로 현재 9개의 단과대학과 6개의 대학원으로 구성되어 있다. 보건행정경영학과는 의료과학대학에 소속되어 있고 총 5명의 전임교원이 속해 있다. 학과 교원들의 전공은 약학, 환경보건학, 의료경영학, 보건정책 및 관리, 보건통계 등으로 다양하며 한국보건사회연구원, 국립암센터, 서울대학교 병원, 한국전자통신연구원(의료 분야 연구원), 서울대학교 보건환경연구소 등 다양한 보건의료 관련 기관에서 쌓은 실무와 연구 경력을 기반으로 보건정책 및 행정, 보건교육 및 건강증진, 병원경영, 보건의료정보관리 라는 4개의 전공 분야에서 학생들의 교육을 이끌고 있다.

근무 시간은 학교마다 상이하지만 대부분의 대학에서 교수는 주 4일 이상 출근하여 강의하고, 학생지도와 연구활동에 전념해야 하며, 매 학기 전임교원 책임시간인 주당 9시간 이상을 강의해야 한다. 출퇴근 시간은 따로 정해져 있지 않고 강의 및 회의 시간에 따라 자유롭게 출퇴근한다.

대부분의 4년제 대학은 교수가 연구력 향상과 학문 발전을 도모할 수 있도록 1년 동안 연구만을 전담할 수 있는 연구년(안식년) 제도를 가지고 있다. 우리 대학의 경우 전임교원이 6년 이상 근무하면 7년 차 때 연구년 기간을 가질 수 있으며 국내외 대학 및 산업체 등 연구기관에 소속되어 자유롭게 연구를 수행할 수 있다. 연구년 제도가 좋은 이유는 그 기간 중에도 교수의 신분을 계속 보유하며 보수 전액을 지급받기 때문이다.

모든 대학은 승진 규정이 있고 교수는 정년트랙(정규직 전임교원)이더라도 계약직 조교수(경력직의 경우 부교수)로 임용된다. 대학에 따라 약간의 차이가 있으나 강사/조교수1(2년) → 조교수(4년) → 부교수(5년) → 정교수 순으로 승진하며 승진을 위해 매년 일정 수준의 교육·봉사·산학·연구실적[19]을 충족해야 하고 괄호 안의 최소 승진 소요 연수가 경과해야 한다. 승진 요건을 충족하지 못하면 임용 계약이 해지된다.

급여는 전문대나 4년제 대학에 따라 다르고, 4년제 대학이더라도 국립과 사립인지에 따라 다르다. 사립대도 대학의 재정 건전성에 따라 다르나 일반적으로 전문대 조교수 초봉은 3000~4000만 원, 4년제 조교수 초봉은 3000~7000만 원까지로 학교마다 매우 상이하다.

업무 내용과 역할

교수는 매년 교원 업적평가를 받으며 평가 결과는 승진, 재임용, 정교수 호봉 승급, 인센티브 지급 등에 활용된다. 다양한 교수의 업무 내용을 평가 기준에 의거하여 다음 4개로 구분할 수 있다.

- **교육:** 교수가 일차적으로 수행해야 하는 기본적인 업무는 바로 학생들을 교육하는 것이다. 교육에 대한 평가는 책임시수 이행, 수업 계획서 기한 내

---

19 연구실적: 일반적으로 SCI(E)급(세계적으로 가치가 높게 평가된 학술지) 및 KCI급(국내에서 가치가 높게 평가된 국내학술지) 학술지에 본인이 제1저자 또는 교신저자로 참여한 연구 결과를 논문으로 게재한 것을 말한다. 대학에 따라 또는 학과 소속(인문사회계열 vs 이공계열)에 따라 SCI(E)급 논문만 연구실적으로 인정하고 KCI급 논문은 인정하지 않는 경우도 있다.

에 작성, 주 4일 이상 수업, 수업평가 결과, 학생 상담, 교수력 향상 프로그램 참여 등으로 이루어진다.

- **봉사:** 봉사는 교내외에서 학교, 학생 및 학술 분야를 위해 힘쓰는 것이다. 봉사에 포함되는 교내활동으로는 교내보직수행, 위원회활동, 대학정책과제 참여, 입학사정관/취업지도교수/교수협의회 위원, 대학 홍보활동/학교 행사 및 학생행사 참석 등을 포함하고, 교외활동으로는 학회 등의 회장/SCI급 편집장, 부회장/편집장 등으로 활동하거나 연구 관련 이외의 내용으로 수상 및 공훈을 받는 것을 포함한다.
- **산학:** 산학은 기업과 교육 및 연구활동에서의 제휴/협동/원조를 통하여 기술 교육과 생산성의 향상을 위해 힘쓰는 것이다. 산학활동에는 산학협력네트워크 구축, 학생의 인턴십/현장실습지도/캡스톤디자인 지도, 취업 및 창업활동, 특허 및 기술개발 등이 있다.
- **연구:** 4년제 대학에서 교수의 연구활동은 교육활동만큼 중요하며 엄격하게 평가받는데, 교수의 연구 역량이 대학의 역량을 좌우하기 때문이다. 실제로 국내외 대학평가 지표에 교수의 연구 역량(교수당 국제학술지 논문 수, 논문당 피인용 수, 교수당 연구비 수주 등)이 매우 큰 비중으로 반영된다. 그렇기 때문에 대학은 우수한 국제학술지 논문 실적과 연구비 수주 능력을 최우선으로 하여 교수를 채용하고 승진 점수에 반영하여 지속적으로 평가한다.

교육/봉사/산학 점수는 주어진 역할을 충실히 수행하면 승진 요건을 만족할 수 있는 반면에, 연구 점수는 스스로 연구를 수행하지 않으면 얻을 수 없기 때문에 교수가 되고 싶다면 반드시 연구 능력을 갖추어야 한다. 가장 중요한 평가항목이 논문이고 대학 및 전공 계열에 따라 SCI(E)급 및 SSCI급 국제학술지 게재 논문만 인정하거나 KCI급 국내학술지 게재 논문도 인정해 주기도 한다. 내가 정년트랙 조교수로 임용될 수 있었던 가장 큰 이유도 연구실적, 특히 SCI급 논문 게재 실적이 다른 지원자에 비해 월등히 우수하였기 때문이다.

- 보건의료정보관리사 전공 교수의 역할: 보건의료정보관리사 전공 교수의 첫 번째 역할은 당연히 학과를 졸업하는 학생들이 시대와 사회가 요구하는 역량을 갖춘 보건의료정보관리사가 될 수 있도록 모든 관련 과목을 정확한 지식을 갖추고 열과 성을 다하여 교육하는 것이다. 또한 과목에 대한 지식 뿐 아니라 보건의료정보관리사라는 직업의 가치와 사명감을 알려 주는 것도 매우 중요한 일이다.

2018년 개정된 의료기사 등에 관한 법률에 따라 보건의료정보관리사 국가시험의 응시자격이 정평원의 보건의료정보관리사 교육과정 평가인증을 받은 대학의 졸업자에게만 부여된다. 2020년부터 관련 대학/학과가 정평원의 인증을 받기 위한 모든 평가 항목을 충족하기 위해 노력하고 있으며, 이 과정에서 보건의료정보관리사 교수가 매우 큰 역할을 하고 있다.

다른 전공 교수들은 관련 내용을 잘 모르기도 하고 이것은 보건의료정보관리사 교수의 역할과 책임이라는 선입견도 있기에 더욱 주도적으로 책임감을 가지고 정평원의 평가인증을 통과하기 위해 힘써야 한다.

평가인증 기준은 정평원 홈페이지[20]에 상세히 기술되어 있다.

또한 학과 교수들과의 우호적인 관계 형성도 중요하다. 개정된 법률에 따라 보건의료정보관리사 교수가 정년트랙 전임교원으로 임용되기 시작한 것은 보건의료정보관리사 입장에서는 매우 잘된 일이나, 기존의 다른 세부 전공 교수들은 대부분 매우 부정적인 반응을 보이고 있다. 정평원의 평가인증을 통과하기 위해서는 학과, 나아가 대학 전체의 노력이 필요하기에 한 명의 보건의료정보관리사 교수로는 불가능하다. 이렇게 보건의료정보관리 분야에 일어난 변화에 대한 부정적인 인식을 긍정적으로 바꾸고 학과/대학 차원의 협조를 얻기 위해서는 학과/대학의 한 구성원으로서 주어진 역할에 최선을 다하고 교수들과 우호적인 관계를 형성하는 것이 필요하다.

입사 방법 및 준비사항

현재 보건의료정보관리 전공 대학 교수가 되기 위해서는 보건의료정보관리 실무 경력과 연구 경력을 갖추어야 한다. 4년제 대학의 교수가 되기 위해서는 박사학위를 취득해야 한다. 박사학위를 취득한다는 것은 해당 학문/전공에 대한 우수한 연구 역량을 갖춘다는 것을 의미

---

20 https://www.kahime.or.kr/contents/business/standard.php

한다. 2·3년제 전문대학의 교수가 되기 위해서는 보건의료정보관리 실무 경력이 충분하고 최소 석사학위를 취득해야 한다.

4년제 대학이든 전문대든 필수로 준비해야 하는 것은 첫 번째로 보건의료정보관리사로 실무 경력을 쌓는 것, 두 번째로 대학원에 입학하여 연구 능력을 갖추는 것이다. 또한 시간 강사로 강의 경력을 쌓는 것도 교육 경력이기 때문에 큰 강점이 될 수 있다.

4년제 대학의 교수가 되길 원한다면 직장과 대학원을 병행하며 대학이 요구하는 제대로 된 연구 능력을 갖추는 건 어려우니 학사 졸업 후에 3년 이상 보건의료정보관리사 실무 경력을 쌓은 뒤 직장을 그만두고 전일제로 대학원에 입학하여 연구실 생활을 하며 지도교수 지도하에 연구를 수행하고 연구 능력을 쌓는 것을 추천한다. 또한 박사학위까지 취득해야 한다. 석사학위 취득 후 박사과정 동안 또는 박사학위 취득 후 연구교수 기간 동안 시간 강사로 강의 경력을 쌓는 것도 임용에 도움이 된다. 하지만 강의 때문에 연구를 소홀히 하면 안 되고 지속적으로 연구실적이 있어야 한다.

전문대 대학 교수가 되길 원한다면 직장과 대학원을 병행해도 가능하다. 보통 야간에만 수업이 있는 대학원에 입학하여 퇴근 후 수업을 듣고 석사학위만 취득하거나 박사학위까지 취득하기도 한다. 연구 능력이 주된 평가 항목이 아니어서 직장과 대학원 생활을 병행하는 것이 괜찮고, 직장을 지속적으로 다니면서 실무 경력을 많이 싸는 것이 좋다. 가능하다면 시간 강사로 강의 경력을 쌓는 것도 임용에 도움이 된다.

후배들에게 전하고 싶은 말

교수는 큰 사명감을 요구하는 직업이며 교육과 연구를 즐기는 사람만이 과중한 업무로 힘든 와중에 행복감을 느낄 수 있다. 그렇기 때문에 교육이나 연구가 어렵고 괴롭게 느껴지는 사람이라면 교수에 적합하지 않다. 교육은 보람이 있으나 연구가 어렵다면 전문대 교수가 적합하고, 교육과 연구에 모두 보람과 즐거움을 느낀다면 4년제 대학 교수가 더 적합할 것 같다.

흔히 교수가 되는 것은 천운이라고 말한다. 그만큼 아무리 뛰어난 역량을 갖춘 사람이라도 시기가 안 맞으면 교수 임용에 실패하는 경우가 다반수이기 때문이다.

개정된 법률에 따른 보건의료정보관리사 전임교원 채용은 우리 보건의료정보관리사들에게 큰 기회다. 본인이 교수직에 적합한 사람이라고 생각한다면 이 기회를 놓치지 않도록 위에서 조언한 내용들을 가슴 깊이 새기고 최선을 다해 꾸준히 노력하길 바란다.

미군병원

주한미군, BDAACH(BrianD. Allgood Army Community Hospital),
PAD, Medical records technician (Coding)에 근무하고 있는
정은주 코더(Coder)

자기소개

대학병원에서 약 4년 정도 계약직 보건의료정보관리사로 근무하였다. 대학병원 재직 당시 정규직으로 채용이 쉽지 않은 상황이라, 대학병원 의무기록팀이 아니더라도 보건의료정보관리사로 할 수 있는 다른 일이 있는지 알아보던 중 미군병원이 있다는 것을 알게 되어 취업을 준비하였다.

준비라고 해서 특별한 건 없었고 다른 지원자들보다 영어를 잘한다면 나만의 강점이 될 것 같아 원어민 과외를 3개월 정도 했다. 영어 인터뷰 때 나의 이력과 모든 장점들을 어필하고자 영어 면접 예상 질문리스트를 뽑아 답변을 미리 작성해 두고 항상 연습했다.

2009년부터 미국 내 경제상황으로 인해 한국 직원들의 채용 또한 동결된 상황이었고 오랜 기간 신규 직원을 채용하지 않았으나, 운 좋게 2012년도에(영어 공부를 시작한 지 얼마 되지 않아) 보건의료정보관리사 신규 채용공고가 올라와 지원하여 합격하였다.

근무 환경 및 근무 조건

미군 병원은 Camp. Humphreys(평택)에 있는 BDAACH를 중심으로 Jenkins clinic, Kim's Clinic 그리고 각 기지에 Camp. Casey(동두천), Camp. Walker and Camp. Carroll(대구) clinic이 있다.

보건의료정보관리사는 PAD(Patient Administration Division)에 소속되어 있으나 PAD 팀원들과 같은 공간에서 일하지 않고 각자 맡은 임상과에 배치되어 Clinic Providers(의사)와 Clinic staffs(간호사 등)을 지원하는 역할을 한다.

오산과 군산 공군기지에도 한국인 보건의료정보관리사가 업무를 수행하고 있으나, 근무 환경과 급여 채용 조건이 다르다. 예를 들면 오산, 군산 공군기지의 코더로 업무를 수행하기 위해서는 미국 코더 자격증(CCS, CCS-P)이 요구된다.

함께 일하는 직원들은 미군, GS(미국시민권자), KGS(한국인 직원)들로 구성되며, 병원 업무의 공통 언어는 영어로 업무에 지장이 없을 정도의 영어를 구사할 수 있어야 한다. PAD팀의 팀장은 현직 미군이며 그 아래 코딩 팀이 있다. 코딩 팀의 팀장은 미국인이며 입원환자 부서와 외래환자 부서로 나뉘어 각 팀에 한국인 코더가 리더를 맡고 팀 리더 외 9명의 한국인, 미국인 코더가 실무를 담당한다.

근무 시간은 주 5일(월~금요일) 7:30~16:30 근무를 원칙으로 하며, 배치된 부서와 하는 일에 따라 출퇴근 시간 변경이 가능하다. 출퇴근 시간과 휴가 사용은 일반 병원과 비교했을 때 더 유연하게 조정할 수 있는 장점이 있다.

업무 내용과 역할

• Inpatient coding(입원환자 코딩): 코딩은 크게 세 가지로 분류된다. 입원환자 코딩, IPSR(Inpatient Professional Service, 재원환자 코딩), APV(Ambulatory Procedure Visit, 외래 시술환자 코딩)이다.

입원환자 코딩은 입원환자의 주상병 및 부상병을 ICD-10-CM[21]으로 입원 중 의사가 시행한 수술, 시술에 관한 코드는 ICD-10-PCS[22]로

---

21 ICD-10-CM(International Classification of Diseases, 10th revision, Clinical Modification): ICD-10의 진단분류 코드로 구성되며, 미국의 지불 코드를 반영하여 관리하는 분류 체계.
22 ICD-10-PCS(International Classification of Disease, 10th revision, Procedural Coding System): 입원환자의 시술 코드로 구성되며, 미국의 포괄수가 시술 코드가 이에 근거해 개정 및 신설됨.

분류한다.

모든 입원환자의 경우 재원환자 코딩도 진행하는데 주상병 및 부상병은 ICD-10-CM으로 의사가 시행한 수술, 시술에 관한 코드는 CPT[23]로 분류한다. 재원환자 코딩 시 입원과에서 타 과로 협의 진료를 요청한 경우에 타 과 협의 진료 건에 대해 차트를 리뷰하고 따로 코딩을 한다. 또한 수술 및 시술을 위한 마취를 시행하였을 경우 마취과 의사가 마취기록지를 작성하면 그에 해당하는 합당한 코드를 입력해 주는 것도 보건의료정보관리사의 업무 중 하나다.

보건의료정보관리사가 의사에게 요구할 수 있는 입원환자 미비기록은 일일 경과기록이 없는 경우와 입원 주상병 및 부상병에 대한 질의를 요청하는 경우다. 특히나 미비기록에 관한 의사와 보건의료정보관리사의 커뮤니케이션은 한국 병원과 같이 전산 시스템이 구축되어 있는 것이 아니고 메일을 통해서 한다.

외래 시술환자 코딩은 일일 입원 수술의 개념으로 볼 수 있다. 70% 이상의 외래 시술환자 대상은 대장내시경, 위내시경 환자이고 그 외 정형외과, 이비인후과, 외과의 케이스가 있다. 외래에서 시행한 수술의 경우 CPT 코드를 분류하고 수술 시 마취 건에 대해서도 따로 코딩을 한다.

---

23 CPT(Current Procedural Terminology): 입원환자 코딩 이외에 재원환자, 외래 시술환자 코딩은 외래환자 코딩 지침을 따르기 때문에 수술/시술에 대해 CPT로 분류하고 있다.

- Outpatient coding(외래환자 코딩): 미군병원에서는 외래환자 코딩의 비중이 입원환자 코딩의 비중보다 높다. 몇 년 전 까지만 해도 입원환자 코더 1명과 외래환자 코더 8명으로 업무가 배치되었으니 외래환자의 건수가 상당하다고 할 수 있겠다. 현재는 모든 코더가 외래환자와 입원환자 코딩을 함께 하고 있다.

외래환자의 경우 CPT코드 중 평가 및 관리 서비스(E/M, evaluation and management services) 코드 부분을 주로 사용하는데 이것은 의료비 청구를 지원하는 의료 코딩 프로세스다. E/M 코드는 의사가 환자의 진료를 보는 데 있어 사용한 모든 의료서비스(약제, 혈액검사, 영상검사, 시술, 타 병원 의뢰 등)와 상병의 중증도를 파악하여 건강보험에서 제공하는 지침에 따라 코드 레벨을 보건의료정보관리사가 결정한다. E/M 코드 이외에도 진료실에서 시행한 수술·시술·처치에 관한 코드인 CPT 코드, 의료 기기/재료 등에 사용되어지는 HCPCS[24] 코드가 있다. E/M, CPT 코드는 의료 청구에 사용되기도 하고 의사들의 업무성과를 나타내는 지표 중 하나로 사용된다.

보건의료정보관리사는 하루에 100~120건의 외래환자 코딩을 완료해야 한다. 코딩 건수가 많기 때문에 자주 발생하는 코딩 에러 또는 미비기록(건강보험 코딩 지침에 따라 차트가 미흡할 경우 코드를 삭제해야 하는 경우가

---

24 HCPCS(Healthcare Common procedure Coding System): 병원 외래진료과, 의사 진료실, 환자 가정과 같은 외래 환경에서의 보건의료 항목 및 서비스에 대한 코드로 구성.

발생한다)을 발견했을 경우 해당 임상과 의사 및 간호사들에게 교육을 실시하여 알맞은 차트의 작성과 합당한 코드가 들어갈 수 있도록 해야 한다.

모든 코더들은 외래 진료실에 자리가 배치되어 각 임상과 직원들과 함께 일한다. 주로 컴퓨터로 차트를 리뷰하고 코딩을 완료하는 것이 보건의료정보관리사의 주된 업무이지만 의료진과 함께 소통하여 올바른 차트의 작성과 코딩을 할 수 있도록 지원해 주는 역할도 한다.

- **코딩 및 의무기록 작성 교육:** 코딩 업무 이외에 많은 부분을 차지하는 것이 의료진의 코딩&의무기록 작성 교육이다. 이는 의료 관련법 준수, 평가 기준, 미군병원 규정에 맞게 의료진들이 차트를 작성하고 코드를 입력할 수 있게 하기 위함이다.

불완전한 진료기록 작성으로 인해 E/M 코드 레벨이 낮아지거나 CPT(시술/수술) 코드가 삭제될 경우 환자에게 청구되어야 할 의료비를 받지 못하거나 의사들의 업무 성과가 낮아짐으로 이를 방지하기 위한 코딩 및 의무기록 작성 교육의 중요성이 높다고 할 수 있겠다.

코딩 교육은 그룹 또는 개별적으로 이루어지며 메일을 통해 서면으로 내용을 전달하거나 발표를 통해 대면으로 교육을 진행하는 경우도 있다. 임상과 특성에 따라 코딩 교육을 자주 시행할 수도 있다. 보건의료정보관리사는 코딩 및 의무기록 작성 규정에 대한 설명을 영어로 전달하고 의사소통할 수 있어야 한다.

- **보험 청구 코딩 점검:** 미국 보험회사에 청구된 코드가 반려되어 오는 경우가 있다. 보건의료정보관리사는 해당 환자 케이스를 리뷰하고 코딩을 수정하거나 또는 합당한 코딩 가이드라인을 제공한다.
- **데이터 질관리:** 주기적으로 의사 차트와 코딩, 시스템에 입력한 정보 등을 리뷰하여 수정한다(예: 남자 환자기록에 여자 환자에게만 사용할 수 있는 코드가 입력된 경우 등).

현재 미군에서 사용하는 전산 프로그램이 한국 대학병원의 전산 시스템에 비해 미흡하여 보건의료정보관리사가 차트와 전산을 비교하여 환자 정보, 입원과, 입원 의사 등 기본적인 정보를 수정하거나 전산상의 에러를 수정하는 업무도 하고 있다.

대학병원급에서 코딩 업무 경력이 있고 입원 차트를 리뷰할 수 있다면 주한미군병원에서 충분히 업무를 시작할 수 있는 자격이 갖추어졌다고 생각한다. 대학병원에 비해 환자의 케이스가 어렵지 않고 주상병이 심플한 경우가 많다.

외래환자의 경우 CPT, HCPCS, 입원환자의 경우 PCS으로 코딩을 분류하고 있으므로 다소 생소할 수 있으나, 입사 후 코딩 트레이닝과 가이드라인 숙지로 충분히 업무를 할 수 있다. 하지만 주한미군에 종사하는 한국인 직원의 주된 미션은 미군을 지원하는 것이기 때문에 원활한 업무와 소통을 위해서 영어는 잘할수록 좋다. 한국 병원과 다르게 의료진 교육도 업무의 일정 부분을 차지함으로 업무에 대한 지식을 충분히 전달할 수 있을 정도의 영어를 구사해야 한다.

입사 방법 및 준비사항

채용공고가 주기적으로 올라오는 것이 아니므로 주기적으로 공고 사이트를 확인해야 한다. 주한미군 공고 사이트에 Medical Record Technician(Coder)의 채용공고가 보건의료정보관리사에 해당하는 것이다. 공고 사이트에 병원 업무뿐만 아니라 엔지니어, 소방관 등 다양한 분야의 공고가 동시에 올라오고, Medical Record Technician이라는 직무명이지만 보건의료정보관리사(Coder) 직종이 아닌 경우가 있기 때문에 직무명과 함께 직무 내용을 먼저 확인해야 한다.

채용 면접 시 인터뷰가 영어로 진행되고, 한국과 다르게 면접 대상자 1명에 면접관이 3명 이상 들어온다. 나의 경우에도 면접관이 4명이었고 면접이 30분 이상 진행되었던 것으로 기억한다. 원어민 수준의 영어를 구사하는 한국 직원은 흔치 않으나 인터뷰나 업무를 진행함에 있어서 자신의 업무에 대한 지식과 조언을 충분히 영어로 표현할 수 있는 영어 실력을 키우는 것이 중요하다.

내가 주한미군병원에 지원하고자 했을 당시에는 대한보건의료정보관리사 협회에서도 정보가 없었기 때문에 아는 선배, 지인 등을 통해 어렵게 채용공고 사이트 주소를 얻었다.

미군병원 취업 준비를 위해 다음의 사이트를 참고하도록 추천한다.

- 주한미군 공고 사이트: https://portal.chra.army.mil/mnrs
- 다음 카페(cafe.daum.net/jobrecurit / 검색창에 "주한미군 취업 정보"): 현직 종사자

들(보건의료정보관리사가 아닌 다른 부서에서 일하는)로부터 정보를 얻을 수 있다.

후배들에게 전하고 싶은 말

기회는 누구에게나 오지만 그 기회를 잡는 사람은 준비된 사람이다. 즉, 본인이 하고자 하는 일에 지속적인 관심과 노력을 통해 준비가 되어있어야 기회가 왔을 때 행운을 잡을 수 있다.

2009년에 취업 준비를 할 당시 보건의료정보관리사의 자리와 기회가 많지 않았다. 대학병원의 경우 보건의료정보관리사 채용 조건이 계약직인 경우가 대부분이었고, 정규직으로 일할 수 있는 자리를 찾기가 쉽지 않았다. 하지만 분명히 기회는 있다. 대학병원 재직 중에 정규직 자리를 적극적으로 찾았을 때도 몇몇 대학병원과 건강보험심사평가원 등에서 보건의료정보관리사 정규직 공고를 찾아볼 수 있었다.

가만히 있으면 아무 일도 일어나지 않는다. 또 일이 많다고 너무 바쁘게 일에 쫓겨 살면 삶의 목적을 잃기 쉽다. 병원 이외에도 보건의료정보관리사로서 할 수 있는 일이 다양하니 열심히 찾아보고 선배들에게 찾아가 자문도 구하면서, 언제라도 이력서를 제출하고 면접을 볼 수 있게 준비해 놓으면 본인이 원하는 자리를 충분히 찾아갈 수 있을 것이다.

해외 보건의료정보관리사

중동병원에서 근무 경험을 한
이현경 선생님

자기소개

    돌아보면, 정말 다양한 기관에서 여러 업무를 경험하는 기회를 가졌다. 연세의학기술수련원에서 보건의료정보관리사 과정을 수료한 이후 보건의료정보관리사 면허를 취득하였고, 1996년도에 세브란스병원 의무기록팀에 입사하며 보건의료정보관리사로서 업무를 시작하였다. 질병분류, 미비관리, 통계 등의 업무를 수행하던 중 1998년에 세브란스병원 암센터로 파견되어 암등록 업무 및 암센터 의무기록실 관리 업무를 수행하였다. 세브란스병원을 퇴사한 후 2011~2015년까지는 미군병원(Brianallgood American Army hospital)에서 입원 및 외래 코딩 업무를 하였다. 미군병원 근무 당시 개인 사정(어머니 병환)으로 적지 않은 병원비가 필요하던 중 의무기록 업계에 종사하는 선배로부터 중동병원을 소개받아 스카이프로 면접을 보았다. 2년 계약에 연봉 1억 원을 제안받은 나는 2015년 8월에 별다른 고민 없이 바로 출국하면서 매우 따뜻한(?) 중동병원 생활의 문을 활짝 열었다. 바쁘면서도 즐거웠던, 짧은 소풍 같던 2년이 순식간에 지나가고 재계약 기간이 왔을 때 그대로 머물고 싶은 생각이 굴뚝같았고, 집안 사정을 아는 병원 동료들도 몇 달 휴직했다가 다시 돌아오라고 말했다. 그러나 마침 국내 기관에서 근무 제의를 해 왔고, 이제는 국내에서 어머니를 자주 뵙는 것이 낫겠다는 판단하에 2017년 8월에 다시 한국으로 들어왔다. 귀국 후에는 대한보건의료정보관리사협회 연구소에서 책임연구원으로 근무하였고, 현재는 인천 재능대학교 보건의료행정과 교수로 재직 중이다.

다양한 기관에서의 업무 경험은 앞서 여러 분야에서 근무하는 보건의료정보관리사들의 업무로 소개가 되었으니, 중동병원에서의 근무 경험을 통해 해외 보건의료정보관리사는 어떻게 일하는지 소개하겠다.

근무 환경 및 근무 조건

근무했던 세이크칼리파 전문병원(Sheikh Khalifa Speciality Hospital, SKSH)은 UAE(United Arab Emirate)의 라스알카이마(Ras Al Khaimah, RAK)에 위치하고, 두바이에서 한 시간 정도 거리로 도심과 떨어진 사막 가운데 있었다.

세이크칼리파병원은 심혈관센터, 암센터, 신경과학센터를 전문으로 하는 3차 전문 병원으로 약 200베드 정도 규모의 대체로 1인실 병동이었다. 왕족이 운영하는 병원으로 당시에는 서울대병원에서 수탁 운영을 하고 있었던 터라 CEO 등 리더 급은 한국인이 많았고 그 외 인도, 필리핀, UAE local, 영국, 요르단 등 다국적 사람들이 함께 근무하였다.

근무 부서는 Health Information Management department로 직원들은 manager, senior officer, officer, porter 등 전체 9명이었고, 내가 Manager를 맡아 한국인 1명, 인도인 3명, 필리핀 3명, UAE 1명, 영국인 1명이었다.

내가 근무할 당시에는 근무 요일이 일요일~금요일이었고, 근무 시간은 7:30~16:00(점심시간 30분)이었으나 현재는 타 국가와 맞추기 위해 근무 요일이 월요일~금요일로 변경되었다고 한다. 근무 시간이 한국보다는 자유로운 면이 있지만, 요즘에는 한국도 많이 개선되어 큰 의미는 없을 수도 있겠다.

급여는 병원과 직급에 따라 다르지만 비교적 한국보다 높은 편이다. 하지만 물가도 고려해야 한다. 주거비를 부담해 주는 병원도 있으나 그렇지 않은 병원도 있다. 집세도 싼 편은 아니지만 기름값이 싸서 자동차 유지비가 저렴했으나 최근에는 그렇지도 않다고 한다.

또 다른 장점으로는 두바이나 중동 아랍 국가의 경우 위치가 유럽과 가까워서 여행이 자유로워서 스위스, 독일, 영국, 터키 등 많은 국가를 손쉽게 다녀올 수 있다는 것이다

업무 내용과 역할

부서의 주 업무는 한국의 병원과 거의 동일하다. 질병 및 수술분류 코딩, 미비관리, 서식관리, 암등록, JCI 인증, 감사 지원, 연구 및 행정 자료 지원, 사본 및 진단서 발급이다.

질병 및 수술분류 업무에서 질병분류는 ICD-10을 사용해 코딩하고, 수술 및 시술분류는 외래환자의 경우에는 CPT, 입원환자는 ICD-10-PCS 분류체계에 따라 코딩을 관리했다. 사용하는 분류체계에 차이가 있을 뿐 코딩 업무 관리 방식은 한국과 비슷했다. 암등록 자료도 한국에서 암관리법에 따라 중앙암등록본부에 자료를 송부하는 것과 같이 라스알카이마의 보건복지부에 제공하는 등 업무 방식에서 큰 차이는 없었다.

병원의 공식 개원이 2015년 2월이었는데 내가 입사한 2015년 8월 당시부터 JCI 인증 준비를 시작하여 입사하자마자 평가 준비로 정신없이 보냈다. JCI 인증을 대비하여 미비기록 정리의 날을 만들어 큰 방에 컴퓨터를 여러 대 설치하고 의료진에게 개별 연락을 하여 한꺼번에 미비기록을 정리하도록 하는 등 다양한 시도를 하였고, 다양한 국적의 의료진이 있어 특성에 따라 개별적으로 방법을 적용하기도 하였다. 이를 통해 2016년 initial JCI 인증을 성공적으로 통과할 수 있었다.

JCI 인증 외에도 여러 감사(한국의 적정성 평가와 유사) 지원 업무가 많았고 각종 원내 위원회에 소속되어 JCI 및 감사 준비를 같이 진행하였다. 이와 관련하여 의무기록 미비 관리를 포함하여 적정성 관리를 위해 직접 의료진을 방문하여 안내하고 교육하는 일이 많았다. 또한 연구 및 행정을 위한 자료 신청도 받아 지원하였다.

의무기록 사본과 진단서(medical certification) 발급도 진행하였으며 사본은 당일 발급, 진단서는 신청받은 후 5일 안에 발행되었다. 특히 진단서는 담당의와 과장, 부원장, 병원장 직인까지 받아서 발행하는 것이 특징이었다.

입사 방법 및 준비사항

중동병원 및 외국 병원에 취업을 위해서는 CTR(Certified Tumor Registrar, 국제암등록사), CCS(Certified Coding Specialist, 미국 코더-외래 및 입원), CCS-P(Certified Coding Specialist-Physician Based, 미국 코더-외래), RHIA(미국 보건의료정보관리사) 등의 자격증이 있으면 좀 더 유리하다.

나의 경우에도 한국의 보건의료정보관리사 면허증과 함께 CTR(Certified Tumor Registrar, 미국암등록협회), CCS(Certified Coding Specialist, 미국 코더-외래 및 입원) 자격증을 보유하고 있어 취업이 수월했다.

외국계 근무처에서는 업무와 관련한 지식 외에 가장 중요한 것은 영어 실력이다. 기본적으로 업무상 의사소통이 가능해야 하고 영어를 잘할수록 더 인정을 받을 수 있다.

또한 외국 병원에 근무하기 위해서는 그 나라의 문화를 미리 이해하는 사전 준비도 필요하다. 아랍 국가에 처음 도착했을 때 '안녕하세요'

하고 머리를 꾸벅하는 것은 예의가 아니라는 이야기를 들었다(알라신 외에는 머리를 숙이지 않는다고 한다). 한국인들은 인사 때 습관적으로 머리를 꾸벅하기 때문에 처음에는 신경 써서 주의를 했었으나 나중에 보니 그 나라 사람들도 우리나라에 맞춰서 머리를 숙여 인사하는 것을 볼 수 있었다. 다양한 국적의 직원들이 함께 일을 하다 보니 서로 각 나라의 문화를 이해하고 타협하는 자세가 중요하다는 걸 느꼈다. 회식을 하는 경우에도 종교에 따라 함께 나누지 못하는 음식들이 있어 회식 장소를 선정하는 데 어려움이 있었다. 우리 부서에도 힌두교, 이슬람교, 천주교, 기독교 등 다양한 종교로 금기하는 음식들을 모두 고려하여 회식을 잡곤 했다.

그리고 다국적 사람들이 함께 근무하는 환경이었으므로 회의를 하거나 업무 협조 요청 시에도 특별한 주의가 필요했다. '어느 나라 사람은 이렇다더라……' 하는 소문들이 꽤 있었는데, 물론 모두가 그런 것은 아니었지만 주의를 들었을 때는 사전에 조심할 필요가 있고 각자의 문화를 이해하고 배려하려는 노력이 중요하다. 무엇보다도 다양한 국적 사람들과 교류하면서 많은 생각을 하고 보다 넓은 식견을 가질 수 있었던 건 분명한 장점이었다.

중동 국가 근무를 바탕으로 미국이나 영국 등 진출도 가능할 수 있다. 나의 경우 중동병원 근무 시 미국 시애틀의 중앙 암등록소에 지원하여 3차 전화 면접까지 올라갔었으나, 대면 면접이 JCI 인증 시즌이라 직접 가지 못했고 취업 비자에도 문제가 있어 성공은 못해 아쉬웠다. 하지만 보건의료정보관리사는 간호사나 다른 의료기사보다는 외국

진출(특히 미국)이 쉬운 편만은 아니다. 특히 암등록(CTR) 관련인 경우는 취업에도 유리하고 비교적 연봉도 높은 편이나, 일반 코더는 해외 진출도 쉽지 않고 연봉도 높지 않아 생활이 넉넉하지 않을 수 있다는 점도 고려해야 한다.

후배들에게 전하고 싶은 말

스스로 외국이 잘 맞는다고 생각한다면, 또는 새로운 상황에 적응하는 것을 두려워하지 않고 도전하는 것을 좋아한다거나 새로운 업무를 익히는 것도 흥미가 있다면 해외 근무에 도전해 보는 것도 좋다.

이를 위해서는 사전에 어느 지역, 어떤 분야로 진출하고 싶은지 결정하고 자격증과 언어를 먼저 준비해야 한다. 또한 이력서도 미리 써 보고 인터뷰도 사전에 준비가 필요하다. 특히 인터뷰에서 본인의 능력과 열정을 어필하고 무엇보다도 자신감 있는 인터뷰를 준비하라고 조언하고 싶다. 나의 경우 미국 암등록소 면접 시 "저를 안 뽑으시면 당신들이 손해일 것입니다."라고 말했는데 모두 웃으면서 즐거워하는 반응이었고, 면접 직후 바로 웬만하면 같이 일하고 싶다고 메일이 왔던 경험이 있다. 기관의 특성을 파악하고 그에 맞춰 자신의 장점을 부각시킬 수 있는 방안을 찾고, 왜 내가 그 기관에 꼭 필요한지에 대해서 어필할 수 있어야 한다.

유튜브나 관련 웹사이트를 참고하면 외국 인터뷰 질문과 답변 등 해외 취업을 위한 다량의 자료가 있다.

다음은 해외 취업을 항상 체크해 볼 수 있는 사이트이니 참고하면 좋겠다.

- Linkedin: www.linkedin.com
- Indeed: https://www.indeed.com
- Glassdoor: https://www.glassdoor.com

또한 외국 여행 시(중동이 아니더라도 관심 있는 모든 나라)에는 주변의 관심 있는 병원이나 기관들의 리스트를 준비하여 방문해 보는 것도 추천한다. "한국에서 관련 일을 하고 있고 너희 나라의 일이 궁금하다."라고 이야기하면 공식 방문이 아니더라도 생각보다 우호적으로 반응한다. 명함도 받고 국내에 와서도 계속 연락한다면 그만큼 취업이 쉬워질 수 있다.

마지막으로 '하면 된다!'라는 생각으로 인내를 가지고 시도해 보길 추천한다. 한 번 원서를 내고 포기하지 말고, 일단 마음을 먹었으면 끈기를 가지고 시도하는 게 중요하다. 노력한다고 모두 원하는 시기에 성공하기는 어렵겠지만, 자신이 하고자 하는 목표를 명확하게 정한다면 조금은 늦어질 수 있어도 어느 시기에는 그 목표를 달성하는 경우들을 많이 보았다. 그러니 후배들이여, 꿈을 가지고 냅다 달려가길 바란다.

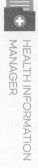

미래의 보건의료정보관리사로서의 성장을 위해

　보건의료정보관리사로 일을 하면서 많은 변화가 있었지만, 나에게
는 지금이 가장 큰 변화에 맞서 있는 시점이다. 보건의료 데이터의 가
치와 중요성이 높아지면서 이를 관리하는 보건의료정보관리사의 업무
범위도 더욱 확대되고, 이에 따라 역할 변화에도 도전을 받고 있기 때
문이다. 그리고 한 부서를 이끄는 팀장의 위치에서 앞으로의 변화에 맞
서 후배들을 리드하고 성장할 수 있도록 발판을 마련해야 할 무거운 책
임감도 가지고 있다.

　정보기술이 발전하면서 의무기록 정보를 수집하고 관리, 분석하여
제공하는 정보관리의 실무적인 기능이 많이 변화해 왔다. 더구나 최근
에는 의료 빅데이터, 인공지능 활용에 대한 수요가 높아지면서 데이터
분석 및 활용 지원 업무의 형태도 빠르게 변화하고 있다. 아마도 미래
에는 지금과는 완전히 다른 환경에서 또 다른 형태의 업무를 하지 않을
까 조심스럽게 상상해 본다.

이런 변화에 어떻게 준비를 하느냐에 따라 보건의료정보관리사에게 위기가 될 수도 있고 기회가 될 수도 있을 것이다. 앞서도 언급했듯이 어떤 거창한 준비나 능력을 갖추어야 하는 것보다는, 보건의료정보관리사의 기본 업무에 충실히 경험을 쌓고 이를 바탕으로 변화에 관심을 갖고 꾸준히 공부하고 직접 실행해 보며 업무에 적용해 보려는 적극적인 의지와 노력이 중요하다. 지금부터라도 차근차근 역할 변화에 대처할 준비와 노력을 통해 역량을 강화한다면 앞으로 보건의료정보관리사의 전망은 밝을 것이라고 생각한다.

　이 책을 쓰면서 보건의료정보관리사의 업무와 역할에 대해 다시 한 번 정리할 수 있었고, 앞으로 무엇을 준비해야 하는지도 생각할 수 있는 시간이 되었다. 그러면서 더 배울 수 있었고 한 번 더 성장한 것 같다.

　나 또한 그동안 선배들이 쌓아 놓은 업적과 업무 노하우를 통해 많이 배우고 성장할 수 있었듯이 이제는 보건의료정보관리사를 준비하는 후배들을 위해 내가 받았던 도움을 돌려주었으면 한다. 그런 의미에서 이 책을 통해 보건의료정보관리사를 준비하는 후배들에게 나의 경험을 나누고 그들에게 조금이나마 보탬이 되기를 바라는 마음이다.

　또한 이 글을 읽는 사람들이 보건의료정보관리사라는 직업에 대해 함께 정보를 공유하고 소통할 수 있기를 희망한다.

　모쪼록 이 책이 길잡이가 되어 보건의료정보관리사로 일하게 되었다는 기쁜 소식이 들려오기를 바란다.

　보건의료정보관리사를 꿈꾸는 여러분과 만날 날을 기대하며…….

보건의료정보관리사는 이렇게 일한다

지 은 이 양지현

펴 낸 날 1판 1쇄 2023년 10월 12일

대표이사 양경철
편집주간 박재영
편   집 지은정
디 자 인 박찬희

발 행 처 ㈜청년의사
발 행 인 양경철
출판신고 제313-2003-305(1999년 9월 13일)
주   소 (04074) 서울시 마포구 독막로 76-1(상수동, 한주빌딩 4층)
전   화 02-3141-9326
팩   스 02-703-3916
전자우편 books@docdocdoc.co.kr
홈페이지 www.docbooks.co.kr

ISBN 979-11-93135-06-8 (13510)

• 책값은 뒤표지에 있습니다.
• 잘못 만들어진 책은 서점에서 바꿔드립니다.